老年人生活照料与基础护理实务

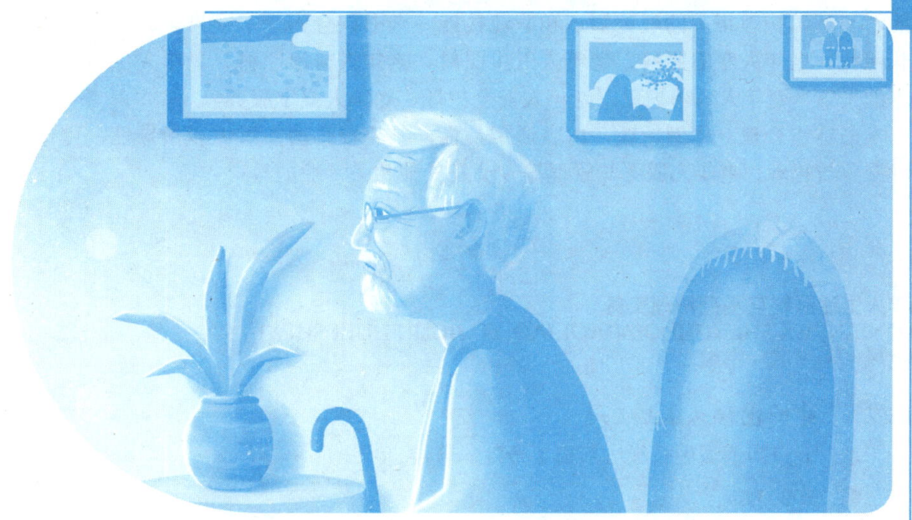

主编　张金凤　李　欣

中国建材工业出版社
北　京

图书在版编目（CIP）数据

老年人生活照料与基础护理实务 / 张金凤，李欣主编. -- 北京 : 中国建材工业出版社，2024.7
ISBN 978-7-5160-4027-0

Ⅰ. ①老… Ⅱ. ①张… ②李… Ⅲ. ①老年人－护理－职业教育－教材 Ⅳ. ①R473.59

中国国家版本馆CIP数据核字(2024)第023586号

内容提要

本书从养老护理员的职业要求出发，结合养老服务业的实际需求，全面、系统地介绍了与老年人生活照料和基础护理相关的理论知识和职业技能。全书共分为十个项目，分别为老年人饮食照料、老年人睡眠照料、老年人穿着照料、老年人卫生照料、老年人排泄照料、老年人生命体征的测量与护理、常用标本的采集、老年人用药护理、老年人安全护理、老年人安宁服务。

本书结构合理，体例新颖，内容通俗易懂，具有较强的实用性和指导性，可作为职业学校智慧健康养老服务与管理、老年人服务与管理等专业及其他相关专业的教材。

老年人生活照料与基础护理实务
LAONIANREN SHENGHUO ZHAOLIAO YU JICHU HULI SHIWU
张金凤　李　欣　主编

出版发行：中国建材工业出版社
地　　址：北京市西城区白纸坊东街2号院6号楼
邮　　编：100054
经　　销：全国各地新华书店
印　　刷：三河市悦鑫印务有限公司
开　　本：787 mm×1092 mm　1/16
印　　张：11
字　　数：275千字
版　　次：2024年7月第1版
印　　次：2024年7月第1次
定　　价：39.80元

本社网址：www.jccbs.com，微信公众号：zgjcgycbs
请选用正版图书，采购、销售盗版图书属违法行为

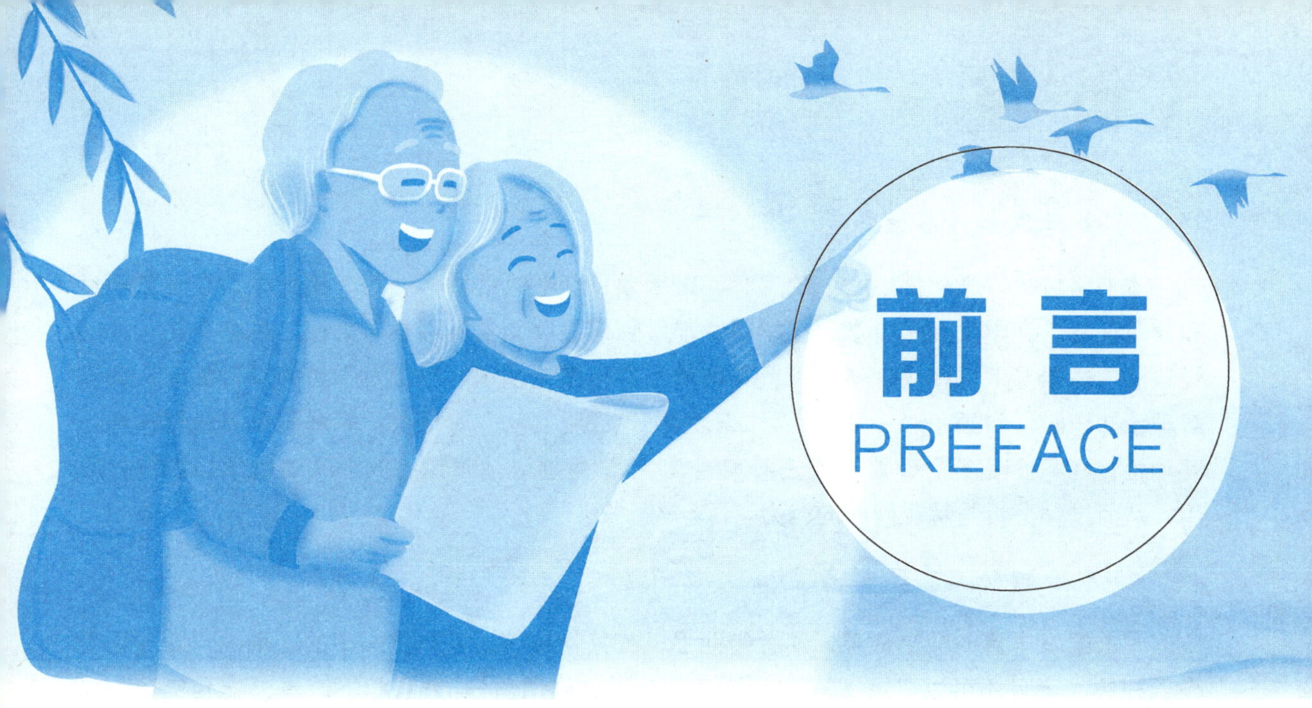

前言 PREFACE

随着经济社会的发展和医疗水平的提高，我国居民的平均寿命不断延长，老年人口的比例逐渐增加。据预测，到 2035 年前后，我国将进入重度老龄化阶段。人口老龄化进程的加快，使得整个社会对养老服务的需求持续增加。党的二十大报告指出，要实施积极应对人口老龄化国家战略，发展养老事业和养老产业，优化孤寡老人服务，推动实现全体老年人享有基本养老服务。

为了推进养老服务高质量发展，满足老年人在生活照料、基础护理等方面的全方位需求，培养一支德技兼备的高素质养老服务人才队伍，编者组织行业专家，在广泛借鉴国内外最新研究的基础上，精心编写了本书。

本书主要有以下几个特点。

1 立德树人，德技并修

育人的根本在于立德。本书有机融入党的二十大精神，积极践行“立德树人，德技并修”的育人理念，在每个项目前设置了“素质目标”，并在正文中穿插了“守护夕阳”“科技助老”模块，将尊老、敬老、孝老、爱老的传统美德，爱岗敬业的精神，科技助老的理念等融入课程教学中，做到显性教育与隐性教育相结合，潜移默化地培育学生的道德品质和人文精神，培养有理想、有追求、有担当，符合新时代社会主义建设要求的人才。

2 校企合作，职业引领

为了增强本书的实用性和适用性，编者在编写本书时，不仅与多所职业院校养老服务与管理相关专业的教师就本书的内容、结构、体例等进行了深入探讨，还走访了多家养老机构，咨询了养老护理员在老年人生活照料与基础护理过程中常见的问题与处理方法，并将其有机地融入本书中，提高了本书的实用性。此外，本书中的部分案例由编者走访的养老机构提供。

3 全新理念，易教易学

本书坚持“以学生为中心”的理念，采用项目任务式的结构编写，根据知识点设置项目和学习任务，让学生在做中学、在学中做，做到理论联系实际。具体来说，在每个任务开始设置了“情景导入”模块，通过设置具体情景引出理论知识，以激发学生的学习兴趣；在讲解理论知识时，穿插了“小贴士”“知识之窗”“课堂互动”等模块，以增强学习的趣味性与互动性；在每个任务后设置了“任务实施”，让学生通过情景演练的形式对所学知识进行应用，从而增强分析与解决问题的能力。

4 平台辅助，资源丰富

本书配有丰富的数字资源。读者借助手机或其他移动设备扫描书中的二维码，即可观看微课视频。读者还可以登录文旌综合教育平台“文旌课堂”，查看和下载本书配套资源，如优质课件、教案、课后习题答案等。读者在阅读过程中如有任何疑问，都可以登录该平台寻求帮助。

本书由张金凤、李欣担任主编，兰婷、谌永华担任副主编。由于编者水平有限，书中难免存在疏漏与不妥之处，诚请广大读者批评指正。

特别说明：

（1）编者在编写本书的过程中，参考了大量资料并引用了部分文字、图片等。大部分引用的资料已获授权，但由于部分资料来自网络，我们未能确认出处，也暂时无法联系到原作者。对此，我们深表歉意，并欢迎原作者随时与我们联系，我们将按规定支付酬劳。

（2）本书没有注明资料来源的案例均为编者自编或根据真实事件改编。

本书配套资源下载网址和联系方式

网址：https://www.wenjingketang.com

电话：400-117-9835

邮箱：book@wenjingketang.com

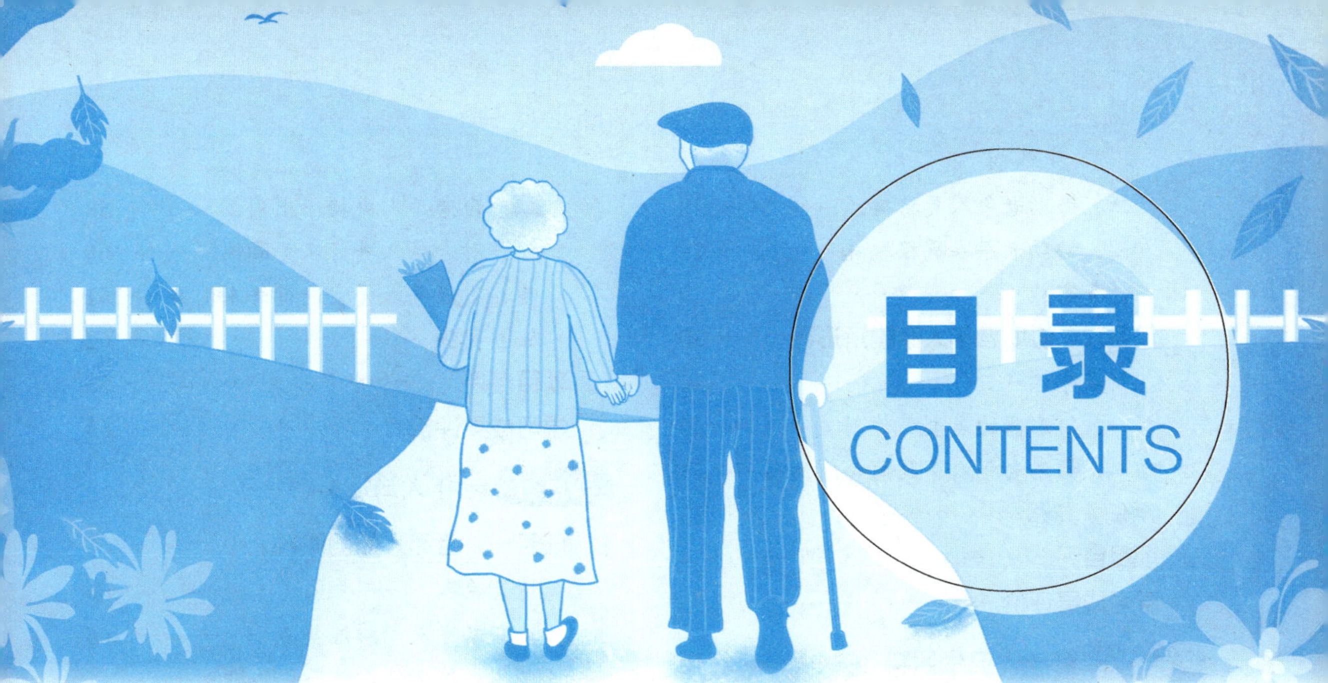

目录
CONTENTS

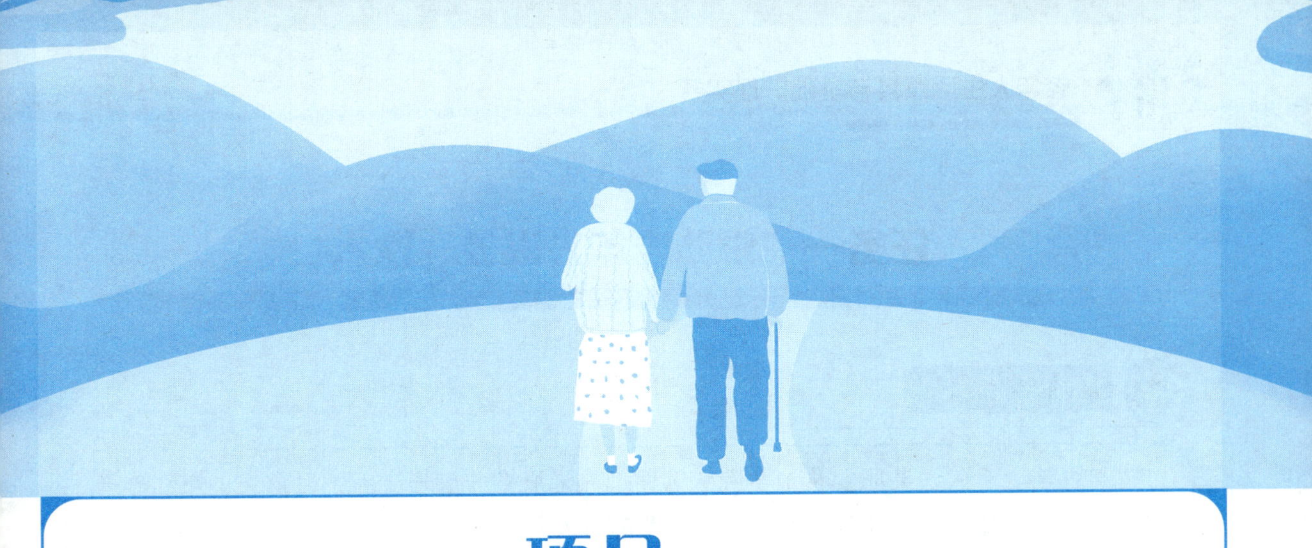

项目一 老年人饮食照料

项目引言

民以食为天，人体通过饮食获得维持生命所需的营养。然而，随着年龄的增长，人体各器官的生理功能都发生了退行性改变。尤其是消化和吸收能力的减弱，使得老年人摄入的营养素不足或不均衡，严重影响了老年人的身体健康。关注老年人的饮食情况，对老年人进行饮食照料，不仅可以维护老年人的健康，提高其生活质量，还可以延缓老年人衰老的速度。

知识目标

- 掌握协助老年人摆放进食、饮水体位的方法。
- 了解老年人进食、饮水的观察要点。
- 掌握协助老年人进食、饮水的操作流程。
- 熟悉鼻饲的概念及鼻饲用品。
- 掌握判断鼻胃管是否在胃内的方法。
- 掌握为老年人进行鼻饲的操作流程。
- 了解为老年人进行鼻饲的注意事项。

素质目标

- 树立实践出真知的意识，培养耐挫力和坚强意志。
- 培养尊老敬老的品质，对老年人保持敬重之心、倾注关爱之情、多做务实之事。

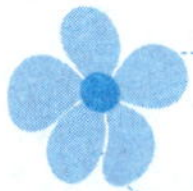

任务一　协助老年人进食、饮水

情景导入

李悦毕业于武汉某职业技术学院智慧健康养老服务与管理专业，目前在夕阳红养老院担任养老护理员。一周前，李悦被安排照顾新入住的孙爷爷。

孙爷爷因脑卒中右侧肢体瘫痪，长期卧床，之前由其老伴林奶奶照顾。由于林奶奶力气小，不能协助孙爷爷从床上坐起，因此孙爷爷经常躺着吃饭、喝水，多次发生误吸、噎食。有一次，孙爷爷甚至因为误吸进了重症加强护理病房（ICU），经过几天的抢救才脱离生命危险。出院后，孙爷爷的家人便决定将他送往夕阳红养老院。

思考：

李悦在给孙爷爷喂饭时，应如何操作，以免孙爷爷发生误吸、噎食？

一、协助老年人摆放进食、饮水体位

根据老年人的自理程度及病情，为其摆放适宜的进食、饮水体位，可以增加老年人的进食量、饮水量，从而增加老年人的营养素摄入，提高其机体抵抗力；同时，还可避免由不良进食、饮水体位引发的误吸、噎食等意外情况。

养老护理员（以下简称“护理员”）协助老年人摆放进食、饮水体位的操作流程如下。

（一）服务前准备

（1）保持室内环境整洁，无异味，温湿度适宜。

（2）护理员衣着整洁，洗净双手。

（3）准备轮椅、靠垫、枕头。

（二）与老年人沟通

（1）提醒老年人准备进食、饮水。

（2）询问老年人进食、饮水前是否需要排便，并根据需要协助。

（3）协助老年人洗手。

（三）摆放体位

老年人进食、饮水体位可分为坐位和半卧位。其中，坐位包括轮椅坐位和床上坐位，适用于基本自理、体弱但不需要辅助设备就可以保持独立坐姿的老年人。半卧位适用于病情危重的老年人。使用半卧位时，护理员应借助辅助设备将老年人的上身抬高30°～45°。

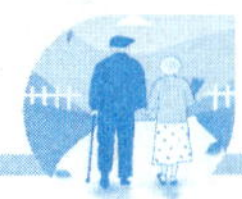

1. 轮椅坐位

（1）将轮椅推至床旁，使轮椅与床边成 30°～45°角，按下刹车，抬起脚踏板。

（2）屈膝下蹲，双手环抱老年人腰部，双腿用力带动老年人平稳站起，以自己的身体为轴，带动老年人转动身体，将老年人移至轮椅前，平稳坐下。

（3）协助老年人坐在轮椅中间位置，使老年人的后背紧贴椅背。

（4）为老年人系上安全带，放平脚踏板，协助老年人将双脚放置在脚踏板上，拉起刹车，将轮椅推至餐桌前，按下刹车。

2. 床上坐位

（1）若为护理床，则护理员摇起床头，协助老年人坐起；若为普通床，则护理员协助老年人坐起，将靠垫或枕头放在老年人身后，确保老年人坐稳、舒适。

（2）在床上放置餐桌或餐板。

3. 半卧位

（1）若为护理床，则护理员可先摇起床头，使床头与床的水平面成 30°～45°角；然后摇起床尾，使老年人屈膝，避免身体下滑。若为普通床，则护理员可先用靠垫或枕头支撑老年人的背部，使老年人的上半身与床的水平面成 30°～45°角，然后在老年人的膝下、脚底垫软枕，以起到支撑作用。

（2）在床上放置餐桌或餐板。

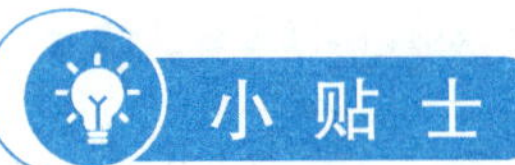

小贴士

在协助老年人摆放进食、饮水体位之前，护理员应先对老年人的身体进行评估，判断其适合哪种进食、饮水体位。此外，在操作过程中，护理员的动作应轻、稳，以确保老年人的安全。

二、老年人进食、饮水的观察要点

（一）进食、饮水量

护理员应了解老年人的日常进食、饮水量。当老年人的进食、饮水量明显增多或减少时，护理员应密切观察并询问老年人有无不适感，查找原因。如果是由疾病引起的进食、饮水量变化，护理员应立即告知家属或医护人员，及时诊治；如果是由食物外观、口感、味道等影响了老年人的进食量，应告知厨师，敦促其改进制作工艺。

（二）进食、饮水速度

老年人进食、饮水速度应较慢，这样既有利于食物的吸收，也能预防在进食、饮水的过程中发生误吸、噎食。当老年人出现进食、饮水速度明显加快或减慢的情况时，护理员应密切观察，发现异常情况立即告知家属或医护人员，及时诊治。

（三）进食、饮水温度

老年人不宜食用过热或过冷的食物。食用过热的食物容易引起烫伤，食用过冷的食物容易伤脾胃，不利于食物的消化、吸收。若老年人突然喜食过热或过冷的食物，护理员要密切观察并主动询问老年人，及时找出原因。如果是由室内温湿度改变引起的进食、饮水温度变化，护理员应及时调节室内温湿度，使其控制在适宜的范围内；如果是由疾病引起的进食、饮水温度变化，护理员应立即告知家属或医护人员，及时诊治。

（四）进食、饮水后的表现

老年人进食、饮水后，护理员应观察其表现，如有无恶心、呕吐、腹胀等症状，发现异常情况及时告知家属或医护人员，并采取相应的措施。

三、协助老年人进食

护理员协助老年人进食的操作流程如下。

如何协助老年人进食

（一）服务前

（1）准备食物、毛巾、餐具等物品。

（2）协助有需要的老年人戴上义齿。

（3）协助有需要的老年人口服餐前药。

（4）在老年人的颌下及胸前围垫毛巾。

（5）向老年人介绍食物，并询问老年人有无特殊需求。

（二）服务中

1. 协助老年人自主进食

（1）指导老年人上身坐直并稍向前倾，头稍向下垂。

（2）叮嘱老年人小口进食，细嚼慢咽，不要边进食边讲话。

2. 协助有视力障碍的老年人进食

（1）剔除食物中的骨头等不可食用的部分。

（2）将盛装食物的餐具放置在餐桌（板）上。

（3）协助老年人确认每种食物的具体位置。

（4）将餐具递给老年人，并叮嘱其细嚼慢咽，小心进食。

3. 喂食

（1）用手触及碗壁，确认食物温度是否适宜。

（2）用汤匙喂食，每次喂 1/3 汤匙食物。

（3）确认老年人完全咽下后，再喂下一汤匙食物。

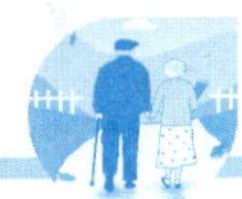

小贴士

（1）喂食时，动作应轻缓；不宜喂过于光滑或带黏性的食物，如椰果、汤圆等。

（2）喂食过程中，如果老年人出现呛咳、噎食等异常情况，要及时处理，必要时应通知医护人员。

（3）给咀嚼或吞咽困难的老年人喂食，应提前将食物打成糊状。

（4）进食结束后，叮嘱老年人保持进食体位20～30分钟。

（三）服务后

（1）撤下餐具。

（2）协助老年人摘下义齿、漱口、洗手。

（3）为在床上进食的老年人撤去餐桌（板），整理床单位。

（4）根据需要记录老年人的进食情况。

四、协助老年人饮水

协助老年人饮水的方法包括协助老年人自主饮水、用汤匙喂水、用吸管喂水等。护理员可根据老年人的身体状况，为其选择合适的饮水方法，具体操作流程如下。

（一）服务前

（1）准备水杯（内盛有38～40℃的温开水）、吸管、汤匙、毛巾等物品。

（2）在老年人的颌下及胸前围垫毛巾。

（二）服务中

1. 协助老年人自主饮水

（1）叮嘱老年人上身坐直并稍向前倾，小口饮水。

（2）将装有温开水的水杯（水不宜过满）递给老年人，确认其拿稳水杯。

（3）看护老年人自主饮水。

如何协助老年人饮水

2. 用汤匙喂水

（1）手持汤匙，舀1/2～2/3汤匙水，将汤匙紧贴在老年人的唇部，缓慢抬手，方便老年人饮水。

（2）确定老年人咽下后，再喂下一汤匙水。

3. 用吸管喂水

（1）手持水杯，将吸管的末端放入杯中，吸管的上端放入老年人的口中。

（2）应始终保持吸管的末端在杯中水面之下。

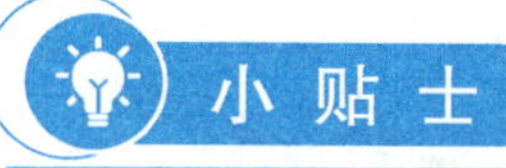

（1）应将开水晾至适宜温度后再交与老年人或喂水，以免烫伤。

（2）对不能自理的老年人，应每日分次、定时喂水。

（3）如果老年人饮水时发生呛咳，应暂停操作，如有异常应及时通知医护人员。

（4）叮嘱老年人饮水后不宜立即躺下。

（三）服务后

（1）移除饮水用具，清洗并放回原处。

（2）用毛巾擦干老年人嘴角的水痕。

（3）根据需要记录老年人的饮水情况。

守护夕阳

“95”后“青春养老人”

来自上海市第一社会福利院的“95”后养老护理员小赵，在2021年全国养老护理职业技能大赛中荣获三等奖。一名“95”后“小白”是如何快速成长为业务能手的？答案是，小赵在工作中坚持用知识和技能护理老人，用爱心和耐心传递温暖，书写美丽护理人生。

以一日三餐为例，对于那些生活自理、半自理的老年人，吃饭前，她会请老人选择就餐地点，建议他们尽量去餐厅就餐，并协助他们洗手；为老人挑选合适的餐具，如让患有帕金森病的老人使用防抖筷，为患有吞咽障碍的老人配备长柄勺；老人吃饭时，她会念着“一口饭、一口菜、多咀嚼、慢吞咽”的顺口溜，提醒老人细嚼慢咽；等等。

福利院的张奶奶因患病不能自主进食，小赵喂饭前会扶张奶奶坐直，并在其背后垫上靠垫，使得其头部前倾；喂饭前她会将手靠近碗边试温，确保送入张奶奶口中的饭菜是温热的；喂饭时，她按照“一勺干饭一勺菜”的顺序喂食，并提醒张奶奶慢慢咀嚼；喂完饭，她还会陪张奶奶聊会天，让其保持吃饭坐姿半小时，以促进消化。

小赵说：“老年护理不是简单的力气活，而是一门跨学科、多领域并具有独特性的综合性学科，需要更多有专业特长的年轻人加入。”小赵所在福利院的副院长周女士表示，小赵用行动做了示范，陪伴老人幸福快乐地走完“人生最后一公里”。

资料来源：杨玉红，《95后“青春养老人”：一言一行总关“情”》，《新民晚报》，2021年12月9日

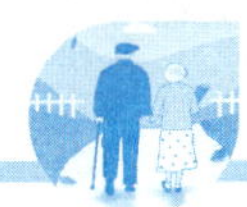

任务实施

为孙爷爷喂饭

【任务背景】

83 岁的孙爷爷患有白内障，几乎失明，且左侧肢体活动不便，长期卧床。孙爷爷喜欢吃排骨，今天养老院的食堂做了红烧排骨，孙爷爷十分开心。

【实施流程】

（1）学生自由分组，每组两人。

（2）小组成员一人扮演孙爷爷、另一人扮演护理员，进行情景演练。演练内容包括：为孙爷爷摆放进食体位（床上坐位）、为孙爷爷喂饭。

（3）以小组为单位，在课上进行演练，主讲教师点评，并填写如表 1-1 所示的任务实施评价表。

表 1-1　任务实施评价表

评分要点	具体要求	总分	得分
基本礼仪	① 衣着整洁，精神饱满 ② 谈吐文雅，举止得体	20	
职业道德	① 爱岗敬业，把为老年人提供优质服务作为第一要务 ② 敬老爱老，在操作过程中充分尊重老年人	20	
专业技能	① 操作规范，遵守操作流程 ② 思路清晰，动作熟练、连贯 ③ 在操作过程中注意保持良好的卫生习惯 ④ 在操作过程中具备安全意识，圆满完成任务	50	
应急处理	对任务实施过程中出现的意外情况，能迅速地进行分析并妥善处理	10	

任务二　为老年人进行鼻饲

情景导入

为了让李悦尽快独当一面，夕阳红养老院护理部的主管决定让非常有经验的田大姐带带李悦。田大姐刚好要为胡奶奶进行鼻饲，便叫上李悦来观摩。

李悦看到田大姐端着鼻饲用品进入胡奶奶房间后，热情地跟胡奶奶打招呼，并说明接下来要为她进行鼻饲。田大姐在确定胡奶奶没有特殊需求后，先是检查了鼻胃管的外观，随后熟练地抽吸胃液观察，最后才开始进行鼻饲。鼻饲过程中，田大姐不时地询问胡奶奶的感受，并根据胡奶奶的感受调整推注鼻饲饮食的速度。

思考：

（1）什么是鼻饲？鼻饲用品包括哪些？

（2）为什么进行鼻饲前需要抽吸胡奶奶的胃液？

一、鼻饲的概念及鼻饲用品

（一）鼻饲的概念

鼻饲是指当老年人不能经口进食时，将特制的鼻胃管从老年人的鼻腔插入胃内，使流质食物、水或药液通过鼻胃管进入消化系统的方式，如图 1-1 所示。鼻饲的目的是保证老年人摄入足够的营养素和药物，以维持生命。

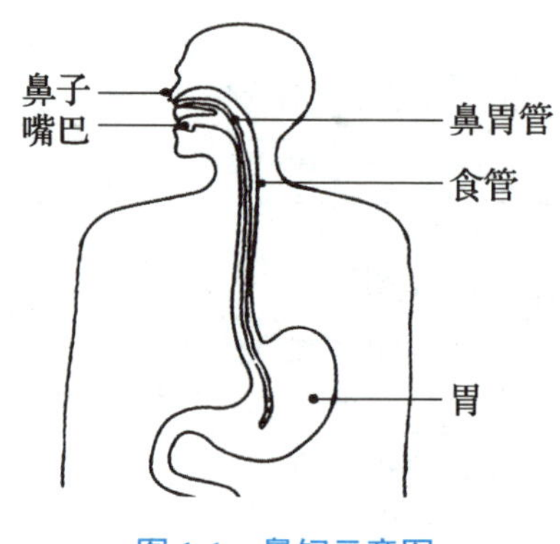

图 1-1　鼻饲示意图

（二）鼻饲用品

1. 鼻胃管

鼻胃管（图 1-2）是从鼻腔经食管留置于胃的导管。成人鼻胃管的长度一般为 100～120 厘米，插管长度一般为 45～55 厘米。鼻胃管上通常标有刻度。

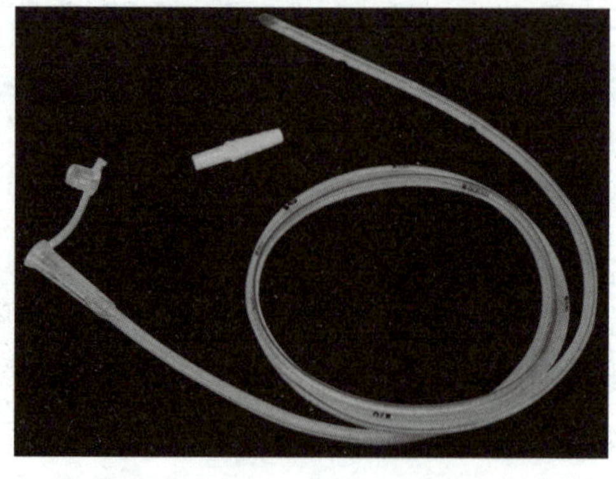

图 1-2　鼻胃管

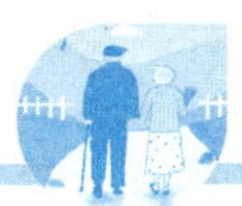

2. 灌注器

灌注器（图 1-3）是用来将流质食物、水、药液推注进鼻胃管内的工具，有不同的款式和容量。进行鼻饲时，应将灌注器插入鼻胃管末端，使其紧密相连。

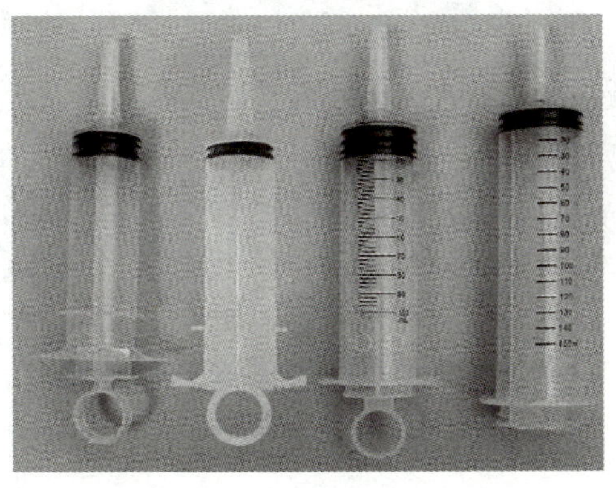

图 1-3　灌注器

二、判断鼻胃管是否在胃内的方法

为了确保老年人进食安全，为老年人进行鼻饲前，护理员必须判断鼻胃管是否在老年人的胃内，其判断方法有以下三种。

（一）抽吸胃液法

如图 1-4（a）所示，护理员用灌注器连接鼻胃管末端，进行抽吸，看是否有胃液或胃内容物被抽出，若有，则证明鼻胃管在胃内。

（二）气过水声法

如图 1-4（b）所示，护理员用灌注器连接鼻胃管末端，向鼻胃管内注射 10～20 毫升空气，同时在胃区用听诊器听是否有气过水声，若有，则证明鼻胃管在胃内。

小贴士

气过水声是腹部特有的一种听诊音，表现为断断续续的咕噜声，其音调高亢且连续出现，如气泡在水中穿行，故而得名。

（三）气泡溢出法

如图 1-4（c）所示，护理员将鼻胃管末端放入盛满水的水杯中，观察有无气泡溢出。若无，则证明鼻胃管在胃内；若有大量气泡溢出，则表明鼻胃管误入气管。

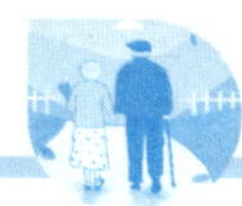

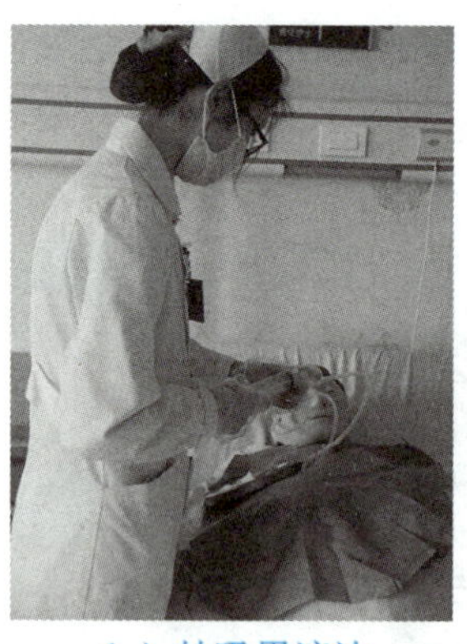

（a）抽吸胃液法

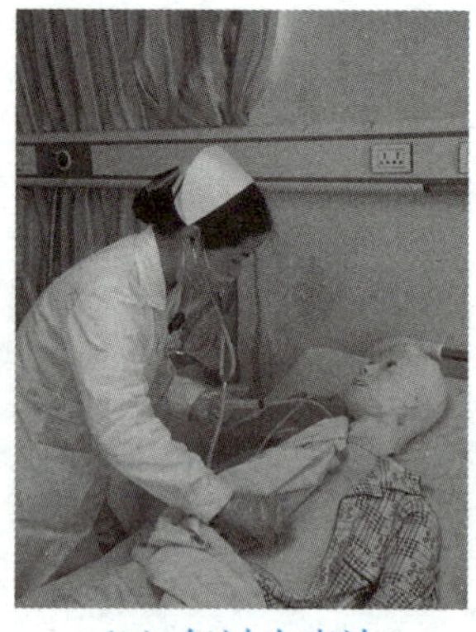

（b）气过水声法

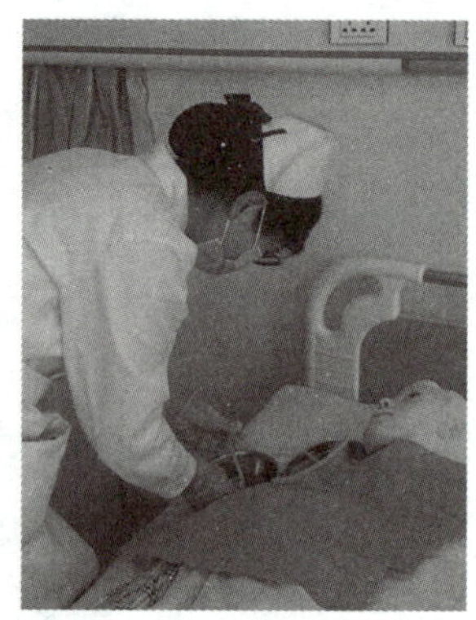

（c）气泡溢出法

图 1-4 判断鼻胃管是否在胃内的方法

科技助老

电磁“导航员”让鼻胃管不迷路

2022 年 3 月，由中国航天科工集团第三研究院第三十五研究所自主研发的国内首台鼻胃管电磁定位设备在厦门大学第一医院投入使用，效果良好。该设备填补了我国该领域技术的空白，打破了国外产品垄断，为高端医疗设备的应用和普及贡献了航天智慧。

该设备通过在鼻胃管头部装上特制微型传感器——“导航员”，实现鼻胃管的导航与定位。鼻胃管一进入鼻腔，“导航员”立即开始工作，引导鼻胃管经过咽部、食管，最终到达胃。操作人员可通过外置显示器实时观测鼻胃管的位置（图 1-5），置管成功率可达 92.5%（盲插法的置管成功率仅为 76%）。

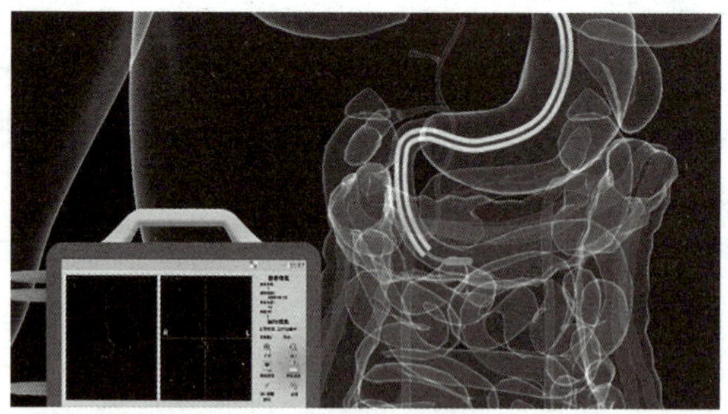

图 1-5 鼻胃管的 3D 路径

配备“导航员”的鼻胃管电磁定位设备仅为一般急救箱大小，携带方便，可在患者床边操作，置管操作简单快捷，10 分钟即可完成。相较于国外同类型设备，该设备不仅价格更低，而且技术可靠性和定位精度更高。

资料来源：孙仲翊、付毅飞，《电磁“导航员”让鼻饲营养管不迷路》，中国科技网，2022 年 3 月 21 日

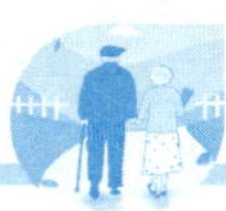

三、为老年人进行鼻饲的操作流程

如何为老年人进行鼻饲

护理员为老年人进行鼻饲的操作流程如下。

（一）服务前

（1）保持室内环境整洁，无异味，温湿度适宜。

（2）护理员衣着整洁，洗净双手。

（3）准备灌注器、温开水（38～40℃）、温热鼻饲饮食（38～40℃）、水杯、毛巾、无菌纱布等物品。

（4）核对床号、姓名、鼻饲饮食的种类和用量，提醒老年人准备进食。

（5）询问老年人鼻饲前有无特殊需求，并根据需要协助。

（二）服务中

1. 检查鼻胃管

（1）检查鼻胃管的外观是否干净，刻度标记有无移位，如发现鼻胃管异常，应及时通知医护人员处理。

（2）判断鼻胃管是否在胃内。若不在，及时通知医护人员处理。

2. 进行鼻饲

（1）协助老年人摆放体位（呈坐位或半卧位），并在老年人的颌下垫上毛巾。

（2）手持灌注器，从水杯中抽取 20 毫升的温开水，连接鼻胃管并向内缓慢推注（图 1-6），确认鼻胃管是否通畅，同时润滑管腔，刺激胃液分泌。断开连接，盖好鼻胃管末端的盖帽。

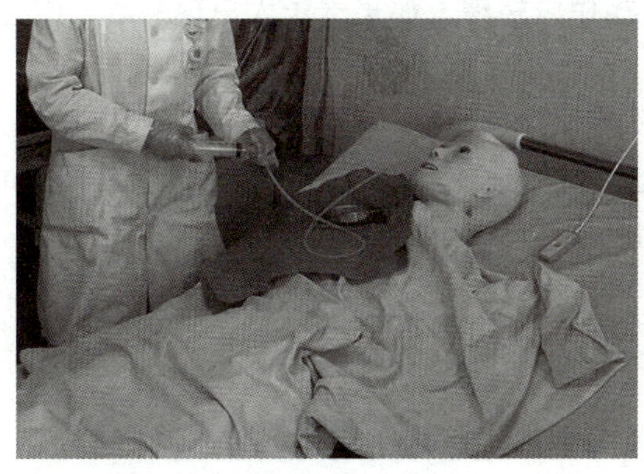

图 1-6　推注温开水

（3）抽取 50 毫升的鼻饲饮食，在水杯中轻轻冲洗灌注器表面，清除上面的鼻饲饮食残渣。打开鼻胃管末端的盖帽，连接灌注器，以 10～13 毫升/分钟的速度推注鼻饲饮食。推注后立即盖好盖帽。重复操作，直至鼻饲饮食全部推注完成。推注过程中注意观察并询问老年人有无不适感。

（4）抽取 30～50 毫升的温开水缓慢注入，冲净鼻胃管内壁的食物残渣，防止食物堵塞鼻胃管。冲净后盖好鼻胃管末端的盖帽。

（5）叮嘱老年人保持进食体位 30 分钟。30 分钟后，协助老年人转换至舒适体位。

（三）服务后

（1）取下毛巾，整理床单位。

（2）将灌注器在流动水下清洗干净，消毒后放入碗内，上面覆盖纱布备用。

（3）准确记录鼻饲时间、鼻饲量和鼻饲后的反应。重点记录老年人鼻饲后有无腹胀、腹泻等不适症状。

四、为老年人进行鼻饲的注意事项

护理员为老年人进行鼻饲时，有以下注意事项：

（1）鼻饲前应了解上一次鼻饲时间、鼻饲量。

（2）鼻饲前抽吸老年人的胃内容物时，若发现胃内容物中含有大量未消化的食物，应当暂停此次鼻饲；若发现胃内容物呈深棕色或有其他异常，应立即通知医护人员。

（3）每次鼻饲前须检查鼻饲饮食，保证鼻饲饮食新鲜、无污染。

（4）每次鼻饲量不应超过 200 毫升，鼻饲时间以 15～20 分钟为宜，两次鼻饲的时间间隔不少于两个小时。

（5）对需要吸痰的老年人，应在鼻饲前 30 分钟吸痰；鼻饲前、后 30 分钟内禁止吸痰，以免引起反流或误吸。

（6）鼻饲过程中应询问老年人的感受，并根据老年人的感受调节注入速度。

（7）鼻饲过程中，动作应轻缓，如果老年人出现恶心、呕吐等情况，应立即停止操作，并通知医护人员。

（8）老年人需要遵医嘱服用药物时，如为片剂，应将其研碎、溶解之后再进行灌注。

（9）随时观察鼻胃管固定处皮肤的情况，发现异常应立即通知医护人员。

（10）对长期鼻饲的老年人，每日晨、晚应进行口腔清洁。

任务实施

为葛奶奶进行鼻饲

【任务背景】

葛奶奶患小脑萎缩 4 年，长期卧床，且已出现吞咽障碍，需要长期进行鼻饲。

【实施流程】

（1）学生自由分组，每组两人。

（2）小组成员一人扮演葛奶奶，另一人扮演护理员，进行情景演练。演练内容为：为

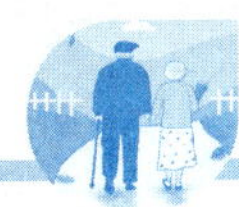

葛奶奶进行鼻饲。

（3）以小组为单位，在课上进行演练，主讲教师点评，并填写如表 1-2 所示的任务实施评价表。

表 1-2　任务实施评价表

评分要点	具体要求	总分	得分
基本礼仪	① 衣着整洁，精神饱满 ② 谈吐文雅，举止得体	20	
职业道德	① 爱岗敬业，把为老年人提供优质服务作为第一要务 ② 敬老爱老，在操作过程中充分尊重老年人	20	
专业技能	① 操作规范，遵守操作流程 ② 思路清晰，动作熟练、连贯 ③ 在操作过程中注意保持良好的卫生习惯 ④ 在操作过程中具备安全意识，圆满完成任务	50	
应急处理	对任务实施过程中出现的意外情况，能迅速地进行分析并妥善处理	10	

项目自评

1. 填空题

（1）老年人进食、饮水体位可分为____________和____________。

（2）判断鼻胃管是否在胃内的方法有____________、____________和____________。

（3）每次鼻饲量不应超过_______毫升，两次鼻饲的时间间隔不少于_______小时。

2. 单项选择题

（1）当老年人采取轮椅坐位进食时，护理员应将轮椅推至床旁，使轮椅与床边成（　　）角。

A. 0°～15°　　B. 15°～30°

C. 30°～45°　　D. 45°～60°

（2）鼻胃管的插管长度一般为（　　）厘米。

A. 100～120　　B. 65～75

C. 45～55　　D. 35～45

（3）为鼻饲老年人喂药片，正确的做法是（　　）。

A. 将药片混入流质饮食一起灌注

B. 将药片与水一起灌注

C. 灌注研碎的药片后，再灌注 100 毫升的水

D. 将药片研碎，溶解后再灌注

3. 简答题

（1）简述老年人进食、饮水的观察要点。

（2）简述为老年人进行鼻饲的注意事项。

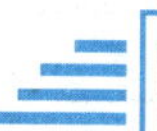

学习成果评价

请进行学习成果评价，并将评价结果填入表1-3中。

表1-3　学习成果评价表

<table>
<tr><td>班级</td><td></td><td>组号</td><td></td><td>日期</td><td></td></tr>
<tr><td>姓名</td><td></td><td>学号</td><td></td><td>主讲教师</td><td></td></tr>
<tr><td>项目名称</td><td colspan="5">老年人饮食照料</td></tr>
<tr><td>评价项目</td><td colspan="3">评价内容</td><td>满分</td><td>评分</td></tr>
<tr><td rowspan="4">理论知识
40%</td><td colspan="3">老年人进食、饮水的观察要点</td><td>10</td><td></td></tr>
<tr><td colspan="3">鼻饲的概念及鼻饲用品</td><td>10</td><td></td></tr>
<tr><td colspan="3">判断鼻胃管是否在胃内的方法</td><td>10</td><td></td></tr>
<tr><td colspan="3">为老年人进行鼻饲的注意事项</td><td>10</td><td></td></tr>
<tr><td rowspan="4">实践技能
40%</td><td colspan="3">能够协助老年人摆放进食、饮水体位</td><td>10</td><td></td></tr>
<tr><td colspan="3">能够协助老年人进食</td><td>10</td><td></td></tr>
<tr><td colspan="3">能够协助老年人饮水</td><td>10</td><td></td></tr>
<tr><td colspan="3">能够为老年人进行鼻饲</td><td>10</td><td></td></tr>
<tr><td rowspan="4">综合素养
20%</td><td colspan="3">具备良好的学习态度，能积极参与教学活动，主动学习、思考、讨论</td><td>5</td><td></td></tr>
<tr><td colspan="3">树立服务第一的理念，以满足老年人的实际需求为出发点，为老年人提供真诚、细致、周到的服务</td><td>5</td><td></td></tr>
<tr><td colspan="3">积极弘扬尊老敬老的中华民族传统美德，勇于承担爱老助老的社会责任</td><td>5</td><td></td></tr>
<tr><td colspan="3">增强对养老护理行业的信心，自觉投身养老护理行业，努力成长为有理想、有责任、有担当的“青春养老人”</td><td>5</td><td></td></tr>
<tr><td colspan="4">合计</td><td>100</td><td></td></tr>
<tr><td>自我评价</td><td colspan="5"></td></tr>
<tr><td>教师评价</td><td colspan="5"></td></tr>
</table>

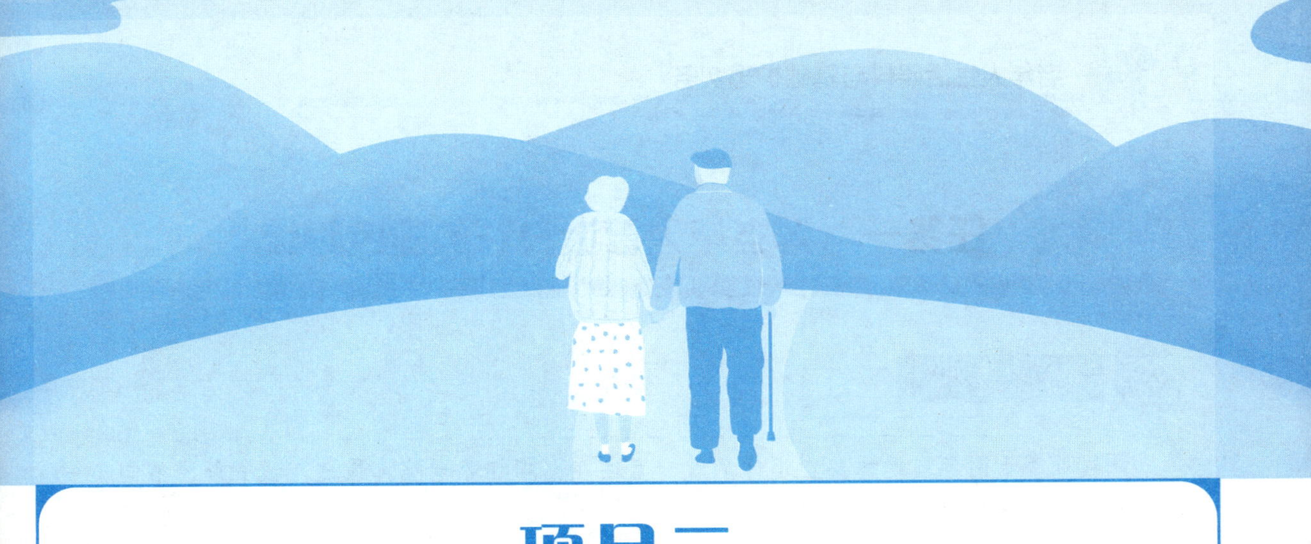

项目二 老年人睡眠照料

项目引言

睡眠是人类生命活动的基本保障。睡眠具有消除疲劳、恢复体力和精力、保护大脑、增强免疫力、康复机体等作用。老年人睡眠质量不佳，容易导致其抵抗力下降，患高血压、心脑血管疾病、糖尿病等疾病的风险增加。为了保障老年人的睡眠质量，护理员要掌握老年人睡眠照料的相关知识，为老年人提供细心、周到的睡眠照料。

知识目标

- 熟悉老年人的睡眠特点。
- 了解老年人睡眠环境的构成要素及具体要求。
- 掌握为老年人布置睡眠环境的操作流程。
- 熟悉老年人睡眠障碍的表现、出现原因。
- 掌握帮助老年人克服睡眠障碍的方法。

素质目标

- 树立爱心、耐心的服务精神，能具体问题具体分析，为老年人解决睡眠过程中遇到的困难。
- 增强接纳、尊重、关爱老年人的意识，在工作过程中随时注意维护老年人的尊严。

任务一　为老年人营造良好的睡眠环境

情景导入

钱爷爷于两年前退休，自退休后就一直住在夕阳红养老院。最近，钱爷爷经常向李悦抱怨自己的睡眠质量不太好。

钱爷爷说，他之前工作时，每天的睡眠时长为 9 小时左右，白天精力充沛。最近，他发现自己每天的睡眠时长缩短至 6～7 小时，而且多梦易醒。另外，晚上睡觉时房间内温度很高，床垫太厚，导致他经常半夜被热醒。这些都让他白天提不起精神，头脑总是昏昏沉沉的。

思考：

（1）老年人的睡眠有何特点？

（2）要想改善钱爷爷的睡眠质量，李悦应该怎样做？

一、老年人的睡眠特点

随着年龄的增长，老年人的睡眠功能逐渐退化，其睡眠呈现出以下特点：

（1）睡眠时长缩短。一般而言，60～80 岁的健康老年人每天的总睡眠时长为 6～7 小时。老年人的身体、心理状况不同，其睡眠时长也不同，但总的来说，随着年龄的增长，老年人的睡眠时长呈缩短趋势。

（2）浅睡眠期延长。年龄越大，老年人的浅睡眠期越长，深睡眠期越短。

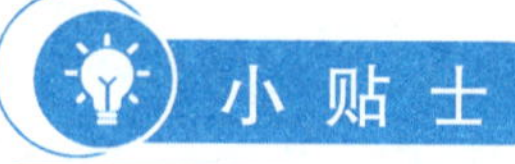

浅睡眠期是指大脑未充分休息的时间段，深睡眠期是指大脑处于充分休息状态的时间段。深睡眠期对稳定情绪、平衡心态、恢复精力极为重要。

（3）睡眠中途易醒。随着年龄的增长，老年人大脑调控睡眠的功能减弱，再加上声、光、温度等外界因素的干扰和自身疾病的影响，使得老年人睡觉时十分容易惊醒。

（4）早睡早起。老年人体力下降，很容易感到疲劳，通常有早睡的习惯，又因为睡眠时长缩短，老年人的起床时间也会有所提前。

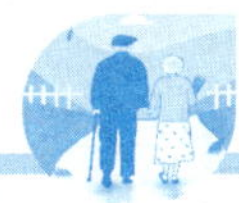

课堂互动

结合自身经历和所学知识，谈谈对“前三十年睡不醒，后三十年睡不着”这句话的理解。

二、老年人睡眠环境的构成要素及具体要求

老年人睡眠环境主要由室内温度与湿度、空气、光线与色彩、声音、床及床上用品、室内设备等构成。不同构成要素的具体要求如下：

（1）室内温度、湿度。夏季室内温度以22～24℃为宜，冬季室内温度以18～20℃为宜。室内的相对湿度以50%～60%为宜。

（2）空气。老年人入睡前，其卧室应通风换气，这样不仅可以降低卧室空气中二氧化碳和有害气体的浓度，还可以调节室温，减少室内细菌。但在老年人睡觉时，应避免对流风，以免老年人着凉。

（3）光线与色彩。光线太亮会影响老年人入睡；光线太暗，老年人容易因看不清周围环境而跌倒、坠床等。因此，夜间应有适当的照明设施，如夜灯。此外，过于浓重的色彩容易使老年人情绪高涨或低落，影响睡眠。因此，老年人卧室内的墙壁、窗帘、家具、床上用品等宜选用柔和、淡雅的颜色。

（4）声音。老年人夜间卧室内的声音不应高于40分贝，突发噪声不得超过55分贝。

（5）床及床上用品。床铺高低应与老年人的身高相适应，以便其上下床。床垫应满足以下两个要求：① 老年人无论处于哪种睡眠姿势，脊柱都能保持平直舒展；② 老年人躺下后，全身都能够得到放松。被子、床单应软硬适中，并随季节进行调整。枕头软硬、高度适宜。必要时，应在床边安装护栏（图2-1）。

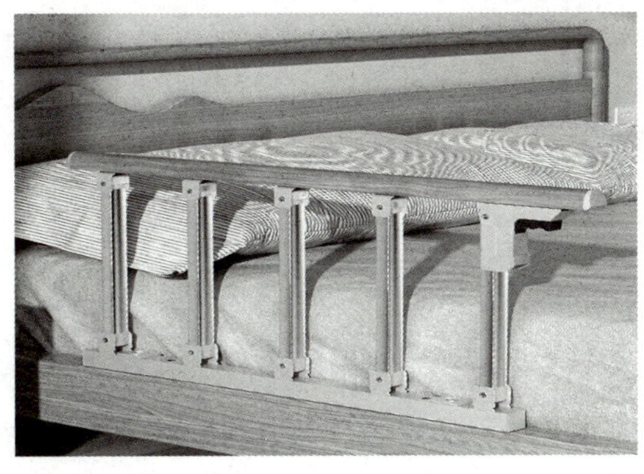

图2-1　床边护栏

（6）室内设备。室内设备应简单实用，靠墙摆放；家具的边角宜为弧形，以免磕伤起夜的老年人。

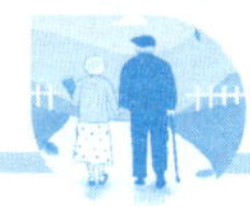

三、为老年人布置睡眠环境

（一）服务前

（1）室内干净整洁，开窗通风半小时。

（2）护理员衣着整洁，洗净双手。

（3）准备棉被、毛毯等。

（4）核对老年人的床号、姓名。

（5）提醒老年人准备熄灯休息，以取得老年人的配合。

（6）询问老年人睡觉前是否需要排便，并根据需要协助。

如何为老年人布置睡眠环境

（二）服务中

（1）关闭窗户，拉上窗帘，关闭电视机等，保持室内安静。

（2）根据需要打开空调或暖气开关，调节室内温度；根据需要打开空气加湿器的开关，调节室内湿度。

（3）检查床铺上有无杂物；展开被子，使其保持平整；拍松枕头，根据老年人的习惯调整枕头高度。

（4）将呼叫器放于枕边。

（5）根据需要在床边放置便器。

（6）协助老年人脱去衣物就寝，盖好被子。

（7）根据需要拉起护栏。

（8）打开夜灯，关闭房间大灯。

（三）服务后

（1）轻步退出房间，轻手关门。

（2）定时巡视，观察老年人的睡眠情况，并根据需要为卧床老年人定时翻身。

任务实施

为邓奶奶布置睡眠环境

【任务背景】

邓奶奶今年 76 岁，生活半自理。一天晚上九点，护理员来到邓奶奶的房间为她布置睡眠环境，此时，邓奶奶正在看电视。邓奶奶告诉护理员她夜里老觉得冷，容易醒。

【实施流程】

（1）学生自由分组，每组两人。

（2）小组成员一人扮演邓奶奶，另一人扮演护理员，进行情景演练。演练内容为：为邓奶奶布置睡眠环境。

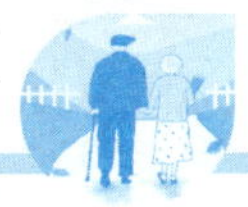

（3）以小组为单位，在课上进行演练，主讲教师点评，并填写如表 2-1 所示的任务实施评价表。

表 2-1　任务实施评价表

评分要点	具体要求	总分	得分
基本礼仪	① 衣着整洁，精神饱满 ② 谈吐文雅，举止得体	20	
职业道德	① 爱岗敬业，把为老年人提供优质服务作为第一要务 ② 敬老爱老，在操作过程中充分尊重老年人	20	
专业技能	① 操作规范，遵守操作流程 ② 思路清晰，动作熟练、连贯 ③ 在操作过程中注意保持良好的卫生习惯 ④ 在操作过程中具备安全意识，圆满完成任务	50	
应急处理	对任务实施过程中出现的意外情况，能迅速地进行分析并妥善处理	10	

任务二　帮助老年人克服睡眠障碍

情景导入

杨奶奶患有冠心病和风湿性关节炎，于一周前坐轮椅入住夕阳红养老院，居住在三人间。李悦发现，杨奶奶这一周白天都无精打采，经常坐在轮椅上打瞌睡。通过询问得知，杨奶奶入住夕阳红养老院后，晚上总是无法入睡，通常凌晨一两点仍毫无睡意，但早上四点就醒了，每晚睡眠时间不超过三个小时，且经常做梦。

思考：

（1）老年人睡眠障碍的表现有哪些？杨奶奶是否存在睡眠障碍？

（2）如果你是李悦，你会如何帮助杨奶奶改善睡眠质量？

一、老年人睡眠障碍的表现

睡眠障碍是指睡眠—觉醒过程中表现出来的各种功能障碍。睡眠障碍虽然不会直接威胁生命，但是会影响老年人的精神状态，同时会增加老年人患病（如心脑血管疾病、糖尿病、肿瘤等）的风险。

老年人睡眠障碍的表现主要有：

（1）睡眠不足。许多老年人存在睡眠时长大大缩短、睡眠质量不佳等问题，导致日间精力不足、易疲劳，甚至出现认知障碍。

（2）睡眠过度。有些老年人由于脑供血不足等，会出现睡眠过度的情况，长期处于渴望睡眠的状态，且多为白天嗜睡，夜间易醒。

（3）入睡困难。入睡时间超过 30 分钟。

（4）早醒。早晨醒来的时间比平时提前 30 分钟甚至更久。

（5）睡眠中断。夜间醒来的次数增加。

（6）多梦。入睡后梦境纷纭，且醒来后感觉全身乏力。

知识之窗

2022 年中国睡眠白皮书：老年人频繁失眠

2022 年 3 月 17 日，中国睡眠研究会和慕思集团联合发布了《2022 中国国民健康睡眠白皮书》（以下简称《白皮书》）。《白皮书》通过抽样调查和大数据，分析了全国各地不同人群的睡眠情况。

《白皮书》显示，42%的老年人入睡时长超过半小时，失眠率高达 21%，老年人自我认知睡眠质量非常差的群体占比为 9.7%，这几项数据都明显高于年轻人。

调查还显示，年龄越大，越容易因为身体健康问题影响睡眠，61 岁及以上的老年人中，46%会因为健康问题而睡不好。中国睡眠研究会理事郭先生称，老年人的睡眠易受高血压、糖尿病、心脑血管等疾病的影响。

资料来源：刘亮、杜燕，《中国睡眠白皮书：年轻人成“熬夜冠军” 老年人频繁失眠比率高》，中国新闻网，2022 年 3 月 17 日

二、老年人出现睡眠障碍的原因

老年人出现睡眠障碍的原因可分为生理原因、疾病原因、心理原因、环境原因。

（一）生理原因

（1）随着年龄的增长，老年人的大脑功能逐渐退化，昼夜节律调节能力逐渐下降，易出现睡眠时长缩短、睡眠中断、早醒等情况。

（2）老年人因生理变化引起的头颈部肌肉松弛、肥胖等，会导致睡眠时呼吸道不畅通，出现打鼾、憋醒等症状，从而严重影响老年人的睡眠质量。

（二）疾病原因

（1）有些老年人因病采取被动体位，长时间保持一种姿势，易造成肌肉疲劳而难以入睡。

（2）老年人因病服用的一些药物（如激素类药物、作用于中枢神经系统的降压药等）也有可能诱发睡眠障碍。

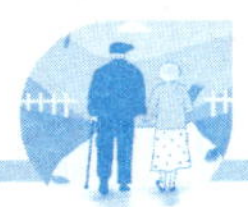

（3）老年人因病引起的疼痛、恶心、咳嗽、多尿等也可诱发睡眠障碍。

（4）老年人因病而留置的输液导管、引流管等，易造成牵拉不适，影响其睡眠。

（三）心理原因

老年人容易产生焦虑、激动、紧张等负面情绪，从而引起或加重睡眠障碍。

（四）环境原因

室内温湿度、床具的舒适度等都有可能影响老年人的睡眠质量。此外，入住养老机构的老年人，通常多人同居一室，使得老年人的睡眠易受同室其他老年人的影响。

三、帮助老年人克服睡眠障碍的方法

（一）协助老年人养成良好的睡眠习惯

护理员可以从以下几个方面入手，协助老年人养成良好的睡眠习惯：

（1）提醒老年人每天按时起床、就寝。

（2）提醒老年人入睡前勿阅读含有刺激性内容的书报、杂志，勿看情节刺激的电视节目，以免情绪激动，难以入睡。

（3）叮嘱老年人睡前少饮水，协助其排空大小便，以减少其夜间醒来的次数。

如何帮助老年人克服睡眠障碍

（二）合理安排老年人活动

护理员应鼓励老年人白天多参加室外活动，如散步、打太极拳（图 2-2）等，尽量减少卧床时间。同时，还应叮嘱老年人睡前一小时内不要进行剧烈运动，可进行一些有利于放松身心的活动，如泡脚、冥想、做睡前保健操等。

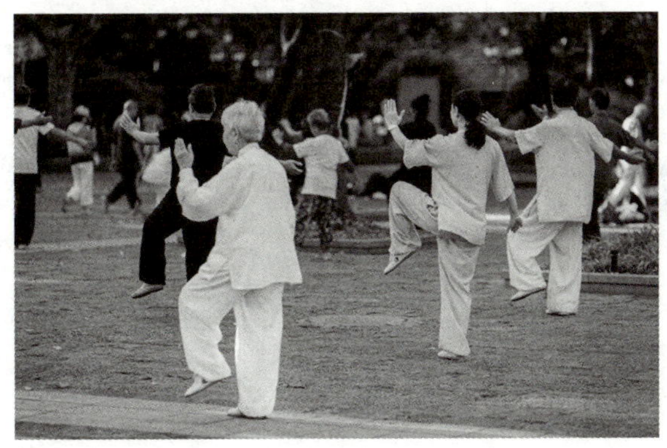

图 2-2　打太极拳

（三）加强夜间巡视

对因疾病卧床的老年人，护理员应加强巡视，定时为老年人翻身，摆放舒适体位。若发现老年人有嗜睡或睡眠呼吸暂停等异常情况，应及时报告给家属或医护人员，建议老年人尽快就医。

（四）提高老年人心理健康水平

护理员应重视老年人心理健康问题，提高对老年人常见心理健康问题的识别能力和干预能力。当发现老年人因负面情绪而影响睡眠质量时，护理员应积极与其沟通，及时排解老年人的负面情绪，改善其睡眠质量。

开展老年人睡眠健康科普讲座

为普及睡眠相关知识，进一步提高老年人睡眠质量，关爱老年人身心健康，2023 年 5 月 16 日，上海市闵行区西街居委会在老年活动室举办了一场科普讲座——“睡眠与健康”，由复旦大学上海医学院杨教授主讲。共有 48 名老年人参与了此次活动。

杨教授结合自己的工作实践和生活经历，用通俗易懂的语言分析了老年人睡眠障碍的诸多发生原因及危害，并针对日常生活中可能出现的引发老年人睡眠障碍的情况提出了科学合理的建议。例如，建议老年人在睡前可通过适量运动、热水泡脚、减少饮水等方式改善睡眠质量；强调老年人应避免睡前兴奋、不要为睡不着而焦虑。老年人们一边认真听讲座，一边与杨教授进行互动。此外，杨教授还提倡老年人要“学会放下，看淡一切，管理好自己的健康最为重要”，引发了大家的共鸣。

本次活动使老年人认识到睡眠健康的重要性，学习到许多关于睡眠的知识，有助于老年人逐步改正不良睡眠习惯，这对改善老年人的睡眠质量，促进老年人的身体健康有着重要的意义。

资料来源：《莘庄镇西街居委开展老年人睡眠健康科普讲座》，上海市闵行区人民政府网站，2023 年 5 月 17 日

任务实施

照料洪爷爷入睡

【任务背景】

洪爷爷今年 72 岁，患有高血压，于一年前入住养老院。一天，洪爷爷对护理员诉说自己的烦恼。洪爷爷说自己自退休后就没办法睡整觉，老是因为一点动静就醒来。一个月前，家中发生了一些变故，洪爷爷日夜思虑，血压升高，每天躺在床上都感觉胸闷、无法入睡；加之最近洪爷爷的房间新来了一个入住者吴爷爷，吴爷爷每天晚上要去卫生间 3～4 次，每次动静都很大，洪爷爷刚睡着就被吵醒，如此断断续续，一天只能睡 3 小时左右。

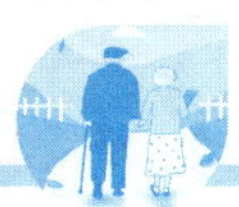

【实施流程】

（1）学生自由分组，每组两人。

（2）小组成员一人扮演刘爷爷，另一人扮演护理员，进行情景演练。演练内容包括：分析可能引起洪爷爷睡眠障碍的原因，帮助洪爷爷克服睡眠障碍。

（3）以小组为单位，在课上进行演练，主讲教师点评，并填写如表 2-2 所示的任务实施评价表。

表 2-2　任务实施评价表

评分要点	具体要求	总分	得分
基本礼仪	① 衣着整洁，精神饱满 ② 谈吐文雅，举止得体	20	
职业道德	① 爱岗敬业，把为老年人提供优质服务作为第一要务 ② 敬老爱老，在操作过程中充分尊重老年人	20	
专业技能	① 操作规范，遵守操作流程 ② 思路清晰，动作熟练、连贯 ③ 在操作过程中注意保持良好的卫生习惯 ④ 在操作过程中具备安全意识，圆满完成任务	50	
应急处理	对任务实施过程中出现的意外情况，能迅速地进行分析并妥善处理	10	

项目自评

1. 填空题

（1）60～80 岁的健康老年人每天的总睡眠时长为__________小时。

（2）老年人睡觉时的室内温度，夏季以__________为宜，冬季以__________为宜。

（3）老年人入睡困难是指其入睡时间超过__________分钟。

2. 单项选择题

（1）老年人睡觉时，室内的相对湿度以（　　）为宜。

A．低于 30%　　B．30%～40%

C．50%～60%　　D．70%～80%

（2）老年人夜间卧室内的突发噪声不得超过（　　）分贝。

A．55　　B．60

C．65　　D．70

（3）下列选项中，（　　）属于老年人出现睡眠障碍的生理原因。

A．多人同居一室　　B．昼夜节律调节能力下降

C．室内温湿度　　D．焦虑、激动、紧张等负面情绪

3．简答题

（1）简述老年人的睡眠特点。

（2）简述老年人睡眠障碍的表现。

（3）简述老年人出现睡眠障碍的疾病原因。

学习成果评价

请进行学习成果评价，并将评价结果填入表 2-3 中。

表 2-3　学习成果评价表

<table>
<tr><td>班级</td><td></td><td>组号</td><td></td><td>日期</td><td></td></tr>
<tr><td>姓名</td><td></td><td>学号</td><td></td><td>主讲教师</td><td></td></tr>
<tr><td>项目名称</td><td colspan="5">老年人睡眠照料</td></tr>
<tr><td>评价项目</td><td colspan="3">评价内容</td><td>满分</td><td>评分</td></tr>
<tr><td rowspan="4">理论知识
40%</td><td colspan="3">老年人的睡眠特点</td><td>10</td><td></td></tr>
<tr><td colspan="3">老年人睡眠环境的构成要素及具体要求</td><td>10</td><td></td></tr>
<tr><td colspan="3">老年人睡眠障碍的表现</td><td>10</td><td></td></tr>
<tr><td colspan="3">老年人出现睡眠障碍的原因</td><td>10</td><td></td></tr>
<tr><td rowspan="2">实践技能
40%</td><td colspan="3">能够为老年人布置睡眠环境</td><td>20</td><td></td></tr>
<tr><td colspan="3">能够帮助老年人克服睡眠障碍</td><td>20</td><td></td></tr>
<tr><td rowspan="4">综合素养
20%</td><td colspan="3">具备良好的学习态度，能积极参与教学活动，主动学习、思考、讨论</td><td>5</td><td></td></tr>
<tr><td colspan="3">树立服务第一的理念，以满足老年人的实际需求为出发点，为老年人提供真诚、细致、周到的服务</td><td>5</td><td></td></tr>
<tr><td colspan="3">积极弘扬尊老敬老的中华民族传统美德，勇于承担爱老助老的社会责任</td><td>5</td><td></td></tr>
<tr><td colspan="3">增强对养老护理行业的信心，自觉投身养老护理行业，努力成长为有理想、有责任、有担当的“青春养老人”</td><td>5</td><td></td></tr>
<tr><td colspan="4">合计</td><td>100</td><td></td></tr>
<tr><td>自我评价</td><td colspan="5"></td></tr>
<tr><td>教师评价</td><td colspan="5"></td></tr>
</table>

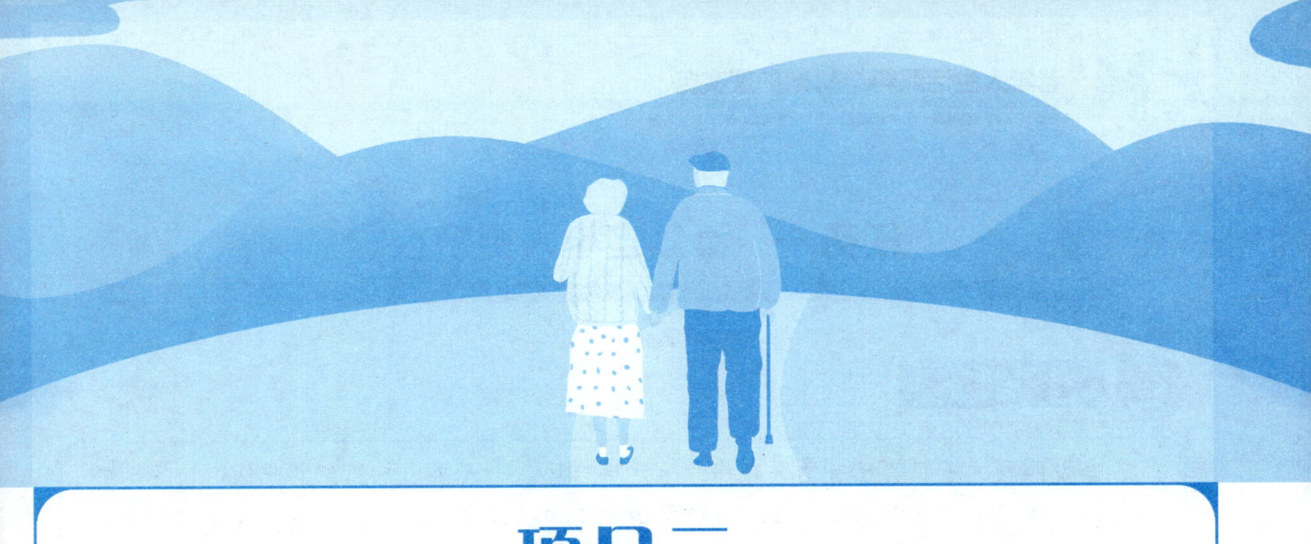

项目三 老年人穿着照料

项目引言

随着年龄的增长，老年人的体温调节中枢功能减退，抗寒能力降低，在穿着上如果不注意，很容易着凉。同时，舒适、得体、美观的穿着有助于增强老年人社交时的自信心。为了促进老年人的身心健康，护理员应精心照料老年人的穿着，及时协助老年人更换衣物。此外，一些老年人因肢体功能障碍，需要穿戴矫形器进行康复训练，护理员应掌握协助老年人穿脱矫形器的方法。

知识目标

- 掌握协助老年人更换上衣、裤子、鞋袜的操作流程。
- 熟悉矫形器的类型与作用。
- 掌握协助老年人穿脱简易矫形器的操作流程。

素质目标

- 弘扬尊老、敬老、爱老的传统美德，在协助老年人更换衣物时，能做到充分尊重老年人的意愿，并注意保护老年人的隐私。
- 树立将科技运用于老年护理的意识，使老年人享受更有品质的养老服务。

任务一　协助老年人更换衣物

情景导入

李悦照顾的王奶奶患有帕金森病，生活半自理。一天早上，王奶奶吃饭时，因为帕金森病发作而手抖个不停，使得手中的一碗小米粥洒到了衣服和鞋子上。李悦看到后立即为王奶奶找来干净的开襟上衣和鞋子，准备为其更换。

思考：

李悦应如何协助王奶奶更换开襟上衣和鞋子？

一、协助老年人更换上衣

护理员应及时协助有需要的老年人更换上衣，具体操作流程如下。

（一）服务前

（1）保持室内光线充足，温湿度适宜，关闭门窗。

（2）护理员衣着整洁，洗净双手，准备干净的开襟上衣或套头上衣。

（3）提醒老年人准备更换上衣，以取得老年人的配合。

（4）询问老年人有无特殊需求，并根据需要协助。

（二）服务中

1．协助老年人更换开襟上衣

护理员可按如下步骤协助老年人更换开襟上衣：

（1）协助老年人坐起。解开老年人的上衣扣子（或拉开上衣的拉链），如图 3-1（a）所示。拉下衣领，脱去一侧衣袖，如图 3-1（b）所示。将衣服绕至老年人的另一侧，脱下另一侧衣袖，如图 3-1（c）所示。

如何协助老年人更换开襟上衣

（2）展开干净的开襟上衣，一只手从袖口伸入，穿过袖管并握住老年人的手，另一只手将衣领往上提拉至老年人的肩膀，如图 3-1（d）所示。

（3）叮嘱老年人身体稍微前倾，将开襟上衣从老年人背后绕至另一侧，协助老年人将另一只手臂伸入衣袖，如图 3-1（e）所示。

（4）扣好开襟上衣的扣子（或拉好拉链），如图 3-1（f）所示。

（5）将老年人的上衣拉平整，并整理衣袖和衣领。

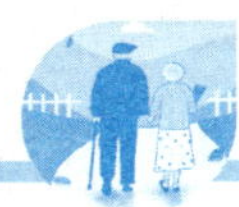

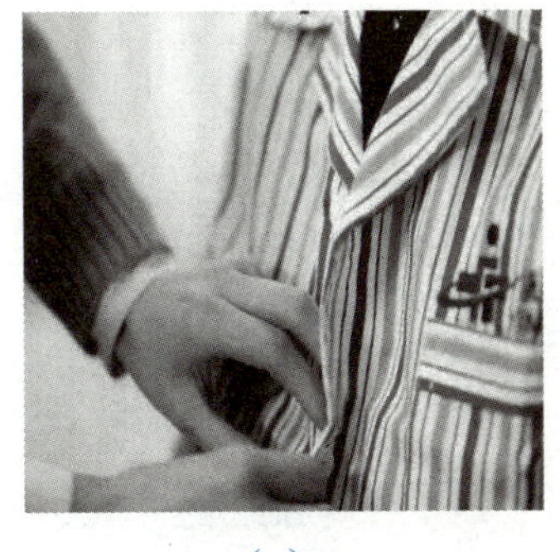

（a）

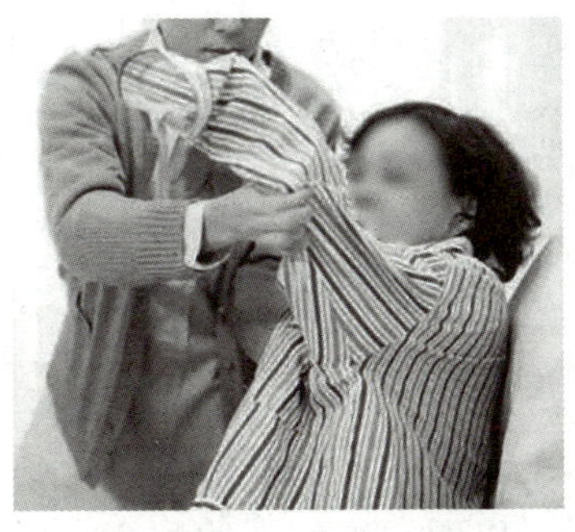

（b）

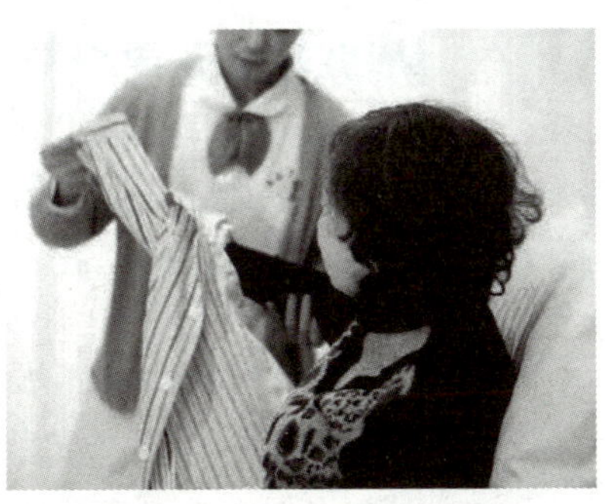

（c）

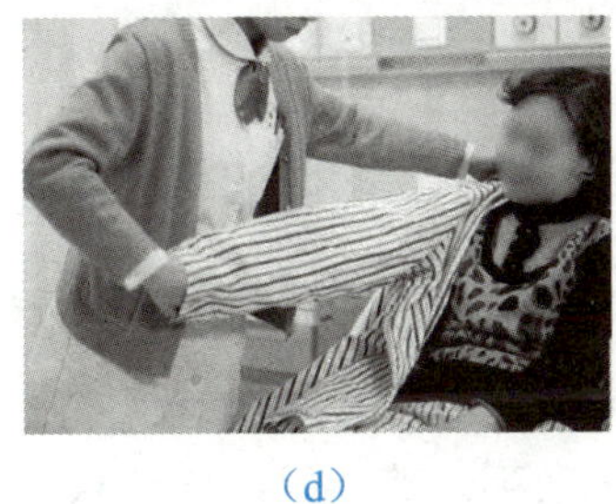

（d）

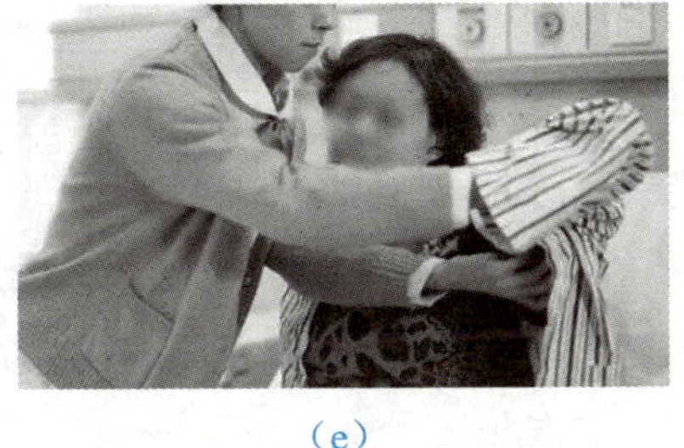

（e）

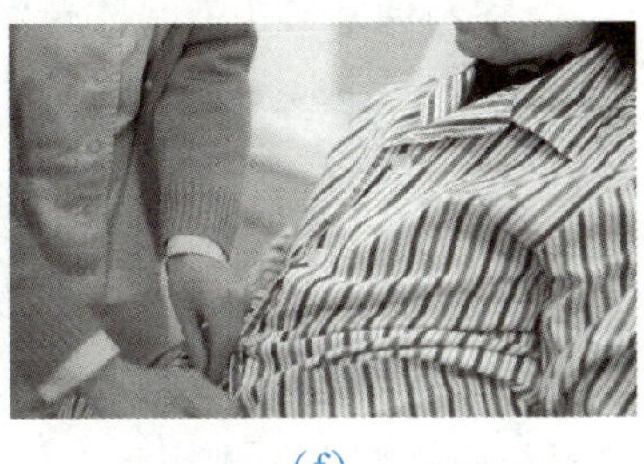

（f）

图 3-1　为老年人更换开襟上衣

2. 协助老年人更换套头上衣

护理员可按如下步骤协助老年人更换套头上衣：

（1）协助老年人坐起。将老年人身上的套头上衣的下端向上轻拉至胸口，一只手扶住老年人，另一只手从背后向前脱去衣身部分。

如何协助老年人更换套头上衣

（2）轻拉近侧袖口，脱下衣袖；用同样的方法脱下另一侧衣袖。

（3）展开干净的套头上衣，辨别前后。

（4）将手从袖口伸入，直至衣服下端的开口处，握住老年人的手，往上轻拉，套上衣袖；用同样的方法套上另一侧衣袖。

（5）一只手托住老年人的后脑勺，另一只手握住衣身背后的下沿至领口部分，将其套过老年人的头部。

（6）将衣身向下拉至平整。

小贴士

护理员在为老年人更换上衣时，如果需要老年人配合，应及时、耐心地与其沟通。操作时，动作应轻、快，避免老年人受伤或着凉。

为偏瘫老年人脱衣时，应先脱健侧（健康一侧）的衣服，再脱患侧（患病一侧）的衣服；穿衣时，应先穿患侧的衣服，再穿健侧的衣服。

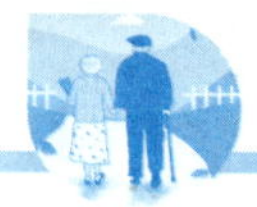

二、协助老年人更换裤子

护理员协助老年人更换裤子的操作流程如下。

如何协助老年人更换裤子

（一）服务前

（1）保持室内光线充足，温湿度适宜，关闭门窗。

（2）护理员衣着整洁，洗净双手，准备干净的裤子。

（3）提醒老年人准备更换裤子，以取得老年人的配合。

（4）询问老年人有无特殊需求，并根据需要协助。

（二）服务中

（1）为老年人松开裤带，或解开扣子。

（2）若老年人不能配合抬臀，护理员应先协助老年人将身体左倾，将其右侧的裤腰下拉至臀部；再协助老年人将身体右倾，将其左侧的裤腰下拉至臀部。若老年人能配合抬臀，护理员应叮嘱老年人屈膝、抬臀，在老年人的配合下，一只手扶住老年人的腰部，另一只手快速将老年人的裤腰拉至臀部以下。

（3）双手分别拉住老年人身体两侧的裤腰部分，将裤子向下脱至膝部；抬起老年人一侧下肢，脱去裤腿；用同样的方法脱去另一侧的裤腿。

（4）展开干净的裤子，分清前后。一只手从裤腿口伸进去，直至裤腰处，将裤腿套在手臂上，然后抓住老年人的脚踝，另一只手将裤腿往老年人大腿的方向提拉；用同样的方法穿好另一侧的裤腿。

（5）将裤腰向上提拉至老年人的臀部。若老年人不能配合抬臀，护理员应先协助老年人将身体左倾，将其右侧的裤腰上拉至腰部；再协助老年人将身体右倾，将其左侧的裤腰上拉至腰部。若老年人能配合抬臀，护理员应叮嘱老年人屈膝、抬臀，在老年人的配合下，一只手扶住老年人的腰部，另一只手快速将裤腰上拉至腰部。

（6）整理裤腰，系好腰带或扣上扣子。

护理员在为老年人穿脱裤子时，动作应轻柔，以免拉伤老年人。

三、协助老年人更换鞋袜

护理员协助老年人更换鞋袜的操作流程如下。

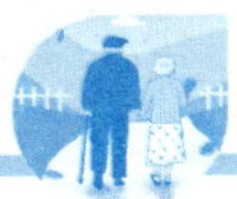

（一）服务前

（1）保持室内光线充足，温湿度适宜。

（2）护理员衣着整洁，洗净双手，准备干净、舒适的鞋袜。

（3）提醒老年人准备更换鞋袜，以取得老年人的配合。

（4）询问老年人有无特殊需求，并根据需要协助。

（二）服务中

（1）搀扶老年人坐在椅子上。蹲下身体，解开老年人的鞋带（或撕开魔术贴），一只手握住老年人的脚踝，另一只手捏住鞋后帮，将鞋子脱下；用同样的方法脱下另一只鞋子。

（2）双手拉住袜口的两侧，向下脱去袜子。

（3）取干净袜子，双手分别捏住袜口至袜尖处，将老年人的脚趾套入袜口，然后向脚踝方向提拉袜子，直至袜跟与老年人的脚后跟贴合。

（4）取干净鞋子，一只手握住鞋跟部分，另一只手托起老年人的脚后跟，将脚套入鞋内。

（5）系好鞋带（或粘上魔术贴）。

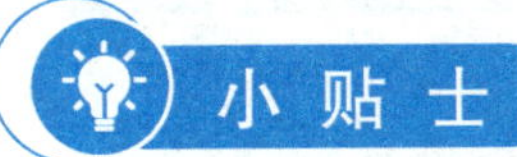

护理员应待老年人坐稳之后，再开始为其更换鞋袜。为老年人穿袜子时，应注意分清袜子的正反面。为老年人穿鞋前，应检查鞋内是否平整、有无异物。

任务实施

为曾爷爷更换衣物

【任务背景】

曾爷爷半年前因脑卒中，右侧肢体无法自由活动，生活半自理，需要人协助其穿衣。

【实施流程】

（1）学生自由分组，每组两人。

（2）小组成员一人扮演曾爷爷，另一人扮演护理员，进行情景演练。演练内容为：为曾爷爷更换开襟上衣、裤子和鞋袜。

（3）以小组为单位，在课上进行演练，主讲教师点评，并填写如表 3-1 所示的任务实施评价表。

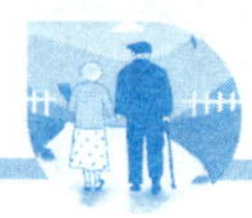

表 3-1 任务实施评价表

评分要点	具体要求	总分	得分
基本礼仪	① 衣着整洁，精神饱满 ② 谈吐文雅，举止得体	20	
职业道德	① 爱岗敬业，把为老年人提供优质服务作为第一要务 ② 敬老爱老，在操作过程中充分尊重老年人	20	
专业技能	① 操作规范，遵守操作流程 ② 思路清晰，动作熟练、连贯 ③ 在操作过程中注意保持良好的卫生习惯 ④ 在操作过程中具备安全意识，圆满完成任务	50	
应急处理	对任务实施过程中出现的意外情况，能迅速地进行分析并妥善处理	10	

任务二 协助老年人穿脱矫形器

情景导入

伍爷爷于一年前入住夕阳红养老院。三个月前，伍爷爷突发脑卒中，导致其左侧肢体瘫痪，经过一段时间的康复治疗有所好转，医生建议他出院后使用踝足矫形器进行康复训练。每天的 9:30—10:30 和 15:00—16:00 是伍爷爷康复训练的时间。现在是 9:25，李悦拿着弹力踝足矫形器进入伍爷爷的房间，准备协助其做康复训练。

思考：

（1）什么是矫形器？矫形器的作用有哪些？

（2）李悦应如何协助伍爷爷穿脱弹力踝足矫形器？

一、矫形器的类型与作用

（一）矫形器的类型

矫形器是指装配于人体四肢、躯干等部位的体外器具的总称。按治疗部位的不同，可将矫形器分为脊椎矫形器、上肢矫形器、下肢矫形器三大类，其中每一类矫形器又可细分为不同的小类，如下肢矫形器可分为膝关节矫形器、踝足矫形器等。

（二）矫形器的作用

矫形器主要具有以下作用：

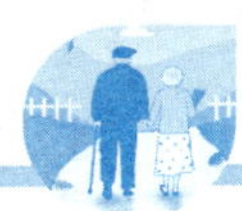

（1）固定病变肢体，以达到止痛、缓解肌肉痉挛、促使炎症消退或骨折愈合的目的。

（2）限制关节异常活动，以改善肢体功能。

（3）预防或矫正畸形。

（4）减轻肢体局部承重。

（5）帮助肢体功能障碍患者进行肌肉锻炼，以恢复部分生活自理能力。

（6）通过牵引缓解神经压迫症状。

科技助老

3D 打印踝足矫形器助脑卒中瘫痪者康复

2022 年年初，李大爷突发脑卒中，导致其左侧肢体严重瘫痪，在几家医院治疗无果后，他来到了广州某医院康复医学科就诊。该医院的刘主任详细评估了李大爷的病情后，认为李大爷通过加强药物治疗，并借助踝足矫形器进行康复治疗，完全可以恢复平地步行的功能。

刘主任表示，传统的踝足矫形器存在许多不足，如制作时间长、制作流程复杂、不能完全与患者的小腿和足部相匹配等。为了让瘫痪的李大爷尽快站起来，刘主任团队用专业的 3D（三维）扫描仪对其小腿和足部进行扫描，经三维建模后用 3D 打印机打印出定制的踝足矫形器。

当医生帮李大爷穿上 3D 打印踝足矫形器后，李大爷的康复进程明显加快。通过进行站立、转身和步行训练，李大爷很快便恢复了平地步行功能，这让他和家人都非常开心。

刘主任表示，对于脑卒中导致偏瘫的患者，偏瘫早期穿戴 3D 打印踝足矫形器，可以预防偏瘫侧踝关节挛缩；待病情好转后，穿戴该矫形器可起到支撑下肢的作用，有利于早期康复治疗，避免踝关节扭伤，减少卧床并发症。

除了踝足矫形器外，3D 打印技术还能解决许多因脑卒中瘫痪导致的疑难问题，如制作上肢矫形器、可调式气管套管封堵器等。

资料来源：薛仁政，《脑中风瘫痪无法站立？3D 打印技术帮助患者实现走路梦想》，羊城派，2022 年 5 月 11 日

二、协助老年人穿脱简易矫形器

护理员应在医生或矫形师的指导下，协助老年人穿脱简易矫形器。下面以协助老年人穿脱弹力踝足矫形器（图 3-2）为例，讲解协助老年人穿脱矫形器的操作流程。

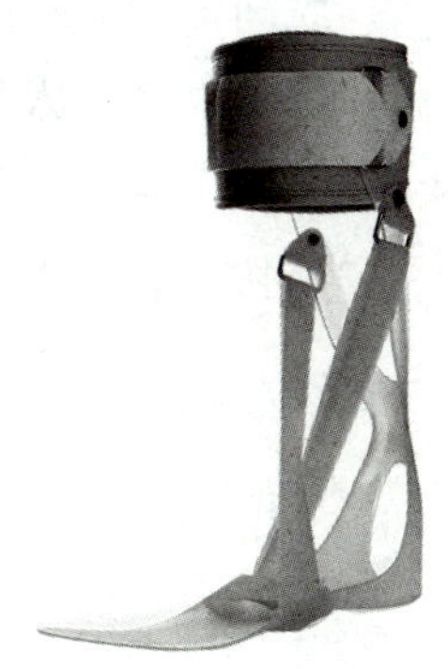

图 3-2　弹力踝足矫形器

（一）服务前

（1）保持室内光线充足，温湿度适宜。

（2）护理员衣着整洁，洗净双手。

（3）检查弹力踝足矫形器是否清洁、完好。

（4）提醒老年人准备穿脱弹力踝足矫形器，以取得老年人的配合。

（5）检查老年人足部和小腿部的皮肤，若发现皮疹，应立即告知医护人员或矫形师。

（二）服务中

1. 穿矫形器

（1）协助老年人坐好，将矫形器垂放在老年人患侧脚旁。蹲下身体，将老年人患侧的裤腿挽至膝盖处，一只手托起老年人患侧的脚后跟，另一只手扶稳矫形器，将老年人的脚放入矫形器，并使脚后跟紧贴矫形器足跟处踩稳，如图 3-3（a）所示。

如何协助老年人穿脱弹力裸足矫形器

（2）粘贴小腿部固定带的魔术搭扣，将小腿外侧弹力绑带穿过内侧卡环，反折粘贴固定。

（3）将小腿内侧弹力绑带自足背外侧向下绕足一周，包绕矫形器足底，如图 3-3（b）所示。从足内侧向外侧牵拉，调整弹力绑带的松紧程度，并将其穿过小腿外侧卡环，反折粘贴固定，如图 3-3（c）所示。

（4）协助老年人穿好鞋袜，放下裤腿，并进行日常的康复训练。

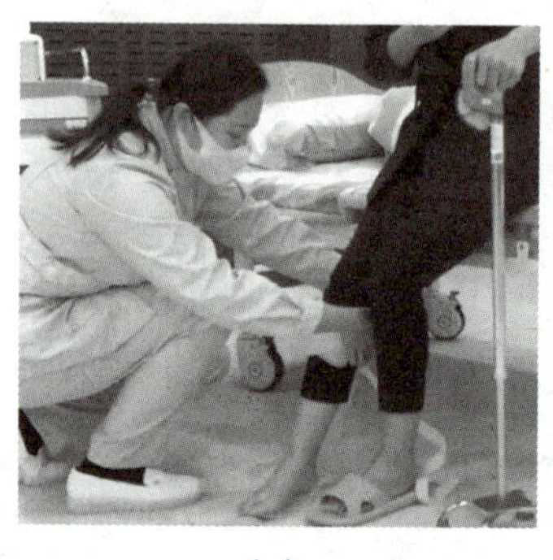
（a）

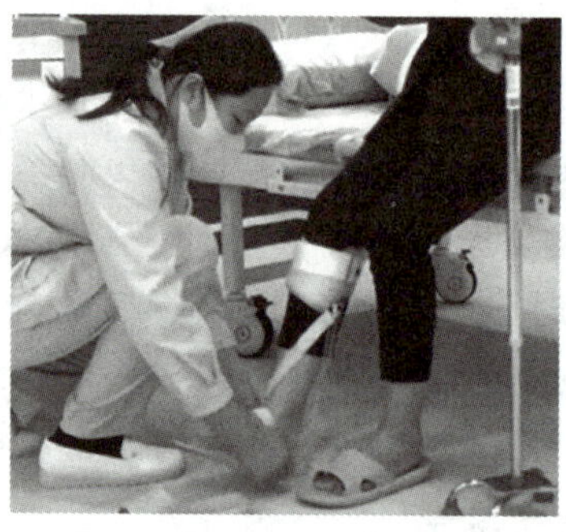
（b）

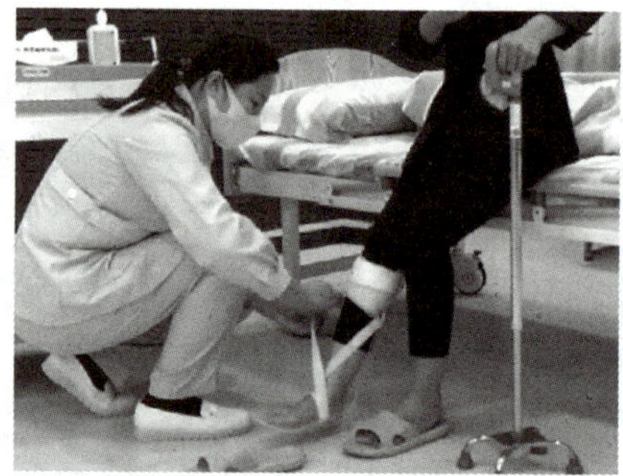
（c）

图 3-3 为老年人穿弹力踝足矫形器

2. 脱矫形器

（1）协助老年人坐好，蹲下身体，将老年人患侧的裤腿挽至膝盖处。

（2）脱下老年人的鞋袜，依次松开弹力绑带、小腿部固定带，脱下矫形器。

（3）协助老年人放下裤腿，穿好鞋袜。

（三）服务后

检查弹力踝足矫形器是否干净、完整，并将其放回固定位置备用。

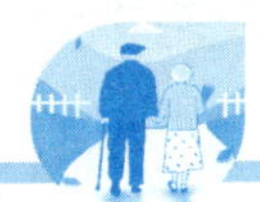

小贴士

穿矫形器的过程中应随时询问老年人的舒适度，避免矫形器过松造成滑脱或过紧影响下肢血液循环。为老年人穿上矫形器之后，必须为其穿平底鞋，并将鞋子适当拉紧，不能穿拖鞋。

任务实施

协助蔡奶奶穿脱弹力踝足矫形器

【任务背景】

蔡奶奶今年 75 岁，半年前因脑出血左侧肢体功能障碍，医生建议其每天穿弹力踝足矫形器进行康复训练。

【实施流程】

（1）学生自由分组，每组两人。

（2）小组成员一人扮演蔡奶奶，另一人扮演护理员进行情景演练。演练内容为：协助蔡奶奶穿脱弹力踝足矫形器。

（3）以小组为单位，在课上进行演练，主讲教师点评，并填写如表 3-2 所示的任务实施评价表。

表 3-2　任务实施评价表

评分要点	具体要求	总分	得分
基本礼仪	① 衣着整洁，精神饱满 ② 谈吐文雅，举止得体	20	
职业道德	① 爱岗敬业，把为老年人提供优质服务作为第一要务 ② 敬老爱老，在操作过程中充分尊重老年人	20	
专业技能	① 操作规范，遵守操作流程 ② 思路清晰，动作熟练、连贯 ③ 在操作过程中注意保持良好的卫生习惯 ④ 在操作过程中具备安全意识，圆满完成任务	50	
应急处理	对任务实施过程中出现的意外情况，能迅速地进行分析并妥善处理	10	

项目自评

1. 填空题

（1）为老年人脱裤子时，若老年人不能配合抬臀，护理员应先协助老年人将身体左倾，将其__________侧的裤腰下拉至__________。

（2）为老年人脱鞋时，应一只手握住老年人的__________，另一只手捏住__________。

（3）矫形器是指装配于人体__________、__________等部位的体外器具的总称。

2. 单项选择题

（1）协助老年人更换套头上衣时，以下做法不正确的是（　　）。

A．脱套头上衣时，一只手扶住老年人，另一只手从胸前向后脱去衣身部分

B．穿套头上衣之前，辨别前后

C．穿套头上衣时，将手从袖口伸入，直至衣服下端的开口处，握住老年人的手，往上轻拉，套上衣袖

D．穿好套头上衣后，将衣身向下拉至平整

（2）按治疗部位的不同，可将矫形器分为脊椎矫形器、（　　）、下肢矫形器三大类。

A．腕指矫形器

B．手部矫形器

C．上肢矫形器

D．肘关节矫形器

3. 简答题

（1）简述协助老年人更换开襟上衣的步骤。

（2）简述矫形器的作用。

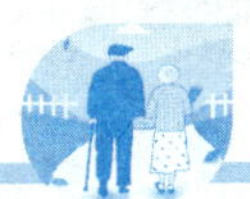

学习成果评价

请进行学习成果评价，并将评价结果填入表 3-3 中。

表 3-3　学习成果评价表

班级		组号		日期	
姓名		学号		主讲教师	
项目名称	老年人穿着照料				
评价项目	评价内容			满分	评分
理论知识 40%	协助老年人更换上衣、裤子、鞋袜的操作流程			20	
	矫形器的类型与作用			10	
	协助老年人穿脱简易矫形器的操作流程			10	
实践技能 40%	能够协助老年人更换开襟上衣和套头上衣			10	
	能够协助老年人更换裤子			10	
	能够协助老年人更换鞋袜			10	
	能够协助老年人穿脱简易矫形器			10	
综合素养 20%	具备良好的学习态度，能积极参与教学活动，主动学习、思考、讨论			5	
	树立服务第一的理念，以满足老年人的实际需求为出发点，为老年人提供真诚、细致、周到的服务			5	
	积极弘扬尊老敬老的中华民族传统美德，勇于承担爱老助老的社会责任			5	
	增强对养老护理行业的信心，自觉投身养老护理行业，努力成长为有理想、有责任、有担当的“青春养老人”			5	
合计				100	
自我评价					
教师评价					

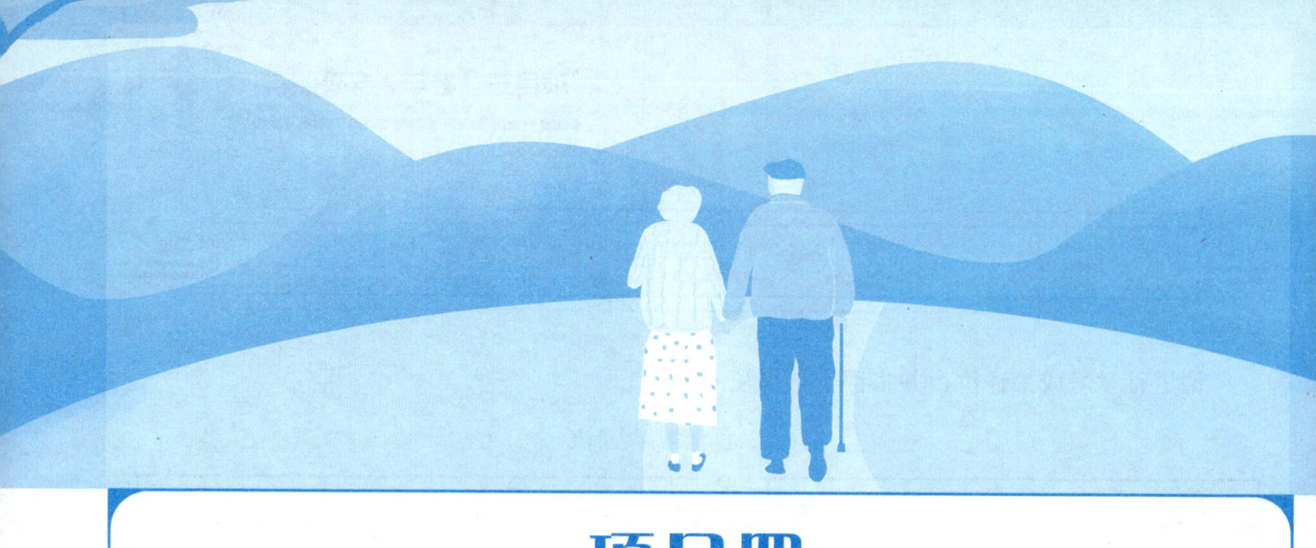

项目四
老年人卫生照料

项目引言

定期为老年人清洁身体各部位，不仅可以有效地防止细菌感染，还可以增强老年人的自尊心和自信心。此外，老年人免疫力降低，抗病能力减弱，不洁的居室环境容易引发各种疾病。因此，护理员应学习老年人卫生照料的相关知识，使老年人的身体和居室环境保持干净，以减少疾病的发生，使老年人享受舒适、健康、快乐的晚年生活。

知识目标

- 掌握协助老年人漱口、刷牙，为老年人擦拭口腔、清洗义齿的操作流程。
- 掌握为老年人洗头、剃胡须、洗脸、修剪指（趾）甲、洗脚的操作流程。
- 掌握协助老年人淋浴、为老年人擦浴、使用洗澡床为老年人洗澡的操作流程。
- 掌握为老年人整理床单位、更换床上用品的操作流程。
- 掌握对老年人进行床旁隔离、对老年人居室进行终末消毒的操作流程。

素质目标

- 认识老年人卫生照料的重要性，加强卫生意识，养成良好的卫生习惯。
- 树立人文关怀的理念，在为老年人提供生活照料的过程中，能做到充分尊重老年人的隐私。

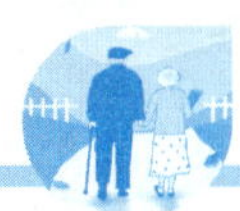

任务一　为老年人清洁口腔

情景导入

石爷爷右侧偏瘫，生活不能自理，于两天前入住夕阳红养老院。医生在为石爷爷做入院检查时，发现石爷爷牙龈红肿，经询问得知，这是由于石爷爷在家时，家人疏于照顾，没有每天为他清洁口腔、清洗义齿。医生为石爷爷开了消炎药，并叮嘱护理员李悦在石爷爷每次用餐后为其清洁口腔并清洗义齿。

早上，李悦在照料石爷爷吃完早餐后，准备为其清洁口腔、清洗义齿。

思考：

（1）李悦可选择什么方式为石爷爷清洁口腔？

（2）如何为石爷爷清洗义齿？

一、协助老年人漱口

为了保持老年人口腔清洁，预防口腔问题，护理员应在老年人用餐后协助其漱口，具体操作流程如下。

（一）服务前

（1）保持室内环境整洁，温湿度适宜。

（2）护理员衣着整洁，洗净双手。

（3）准备水杯、漱口水、吸管、毛巾，必要时准备润唇膏。

（4）提醒老年人准备漱口，以取得老年人的配合。

（5）询问老年人有无特殊需求，并根据需要协助。

如何协助老年人漱口

（二）服务中

（1）在水杯中倒入适量的漱口水，并将吸管放入杯中。

（2）协助老年人坐好或取半卧位躺好，面部侧向护理员，将毛巾围在老年人的下颌及胸前。

（3）一只手握住水杯，另一只手扶住吸管，协助老年人吸取漱口水；或直接协助老年人口含适量漱口水。

（4）提醒老年人紧闭双唇，鼓动脸颊 3～4 次，使漱口水在齿缝内外流动冲刷。

（5）持另一水杯接取老年人吐出的漱口水，反复多次直至口腔清爽。

（6）取毛巾擦干老年人嘴角的水痕。若老年人嘴唇干裂，可为其涂抹润唇膏。

小贴士

协助老年人漱口时，护理员应提醒老年人口含的漱口水不宜过多，以免发生呛咳或误吸。若老年人漱口时不慎弄湿衣物或被子，应及时为其更换。

（三）服务后

（1）将水杯内的污水倒入污水池。

（2）清洗水杯、毛巾，将毛巾悬挂晾干。

（3）将其他用品放回原处备用。

（4）洗净双手。

二、协助老年人刷牙

护理员可按照以下操作流程协助卧床老年人刷牙。

（一）服务前

（1）保持室内环境整洁，温湿度适宜。

（2）护理员衣着整洁，洗净双手。

（3）准备毛巾、脸盆、水杯、牙刷、牙膏等，必要时准备润唇膏。

（4）提醒老年人准备刷牙，以取得老年人的配合。

（5）询问老年人有无特殊需求，并根据需要协助。

（二）服务中

（1）协助老年人坐好，将毛巾围在老年人的下颌及胸前。

（2）放稳跨床桌子，调整好高度，将脸盆放在桌上。

（3）在水杯中倒入适量清水，在牙刷上挤约黄豆粒大小的牙膏。

（4）将牙刷递至老年人手中，叮嘱老年人身体前倾，开始刷牙，或护理员持牙刷帮助老年人刷牙。

（5）在老年人自行刷牙的过程中，应视情况提醒老年人仔细、有规律地刷牙（即从上往下刷上牙，从下往上刷下牙，螺旋式刷洗咬合面），将牙齿的每个角落刷干净。同时，还应叮嘱老年人刷牙动作应轻柔，以免损伤牙龈。

（6）协助老年人漱口。

（7）取毛巾擦干老年人嘴角的水痕。若老年人嘴唇干裂，可为其涂抹润唇膏。

（三）服务后

（1）撤下跨床桌子，放回原处备用。

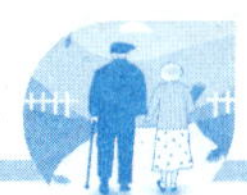

（2）携其他用品至洗漱间，倾倒污水。

（3）清洗毛巾、脸盆、水杯及牙刷，将毛巾悬挂晾干。

（4）洗净双手。

三、为老年人擦拭口腔

对于生活无法自理的老年人，护理员应经常为其擦拭口腔，具体操作流程如下。

（一）服务前

（1）护理员衣着整洁，洗净双手，戴上口罩。

（2）准备毛巾、弯盘（图4-1）、方盘、漱口水、吸管、镊子、止血钳、棉球、压舌板、手电筒等，必要时准备润唇膏。

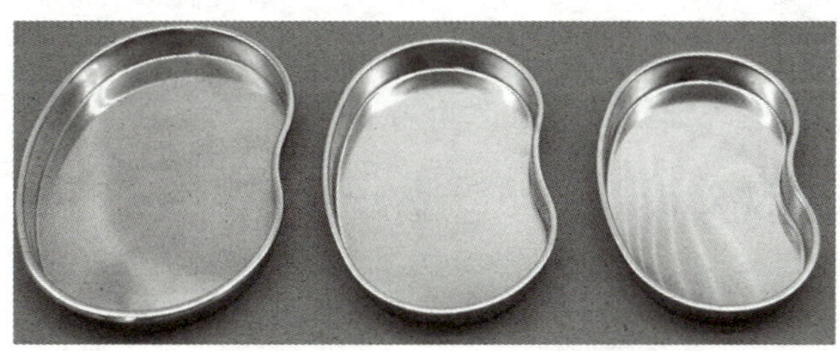

图4-1　弯盘

（3）提醒老年人准备擦拭口腔，以取得老年人的配合。

（二）服务中

1. 摆放体位

（1）协助老年人抬高上半身，并将头部偏向护理员。

（2）在老年人的下颌及胸前围上毛巾，将弯盘放在老年人的头部旁边。

2. 检查口腔

（1）在方盘中倒入漱口水，将棉球放入方盘中浸湿，清点棉球的数量。

（2）协助老年人用吸管漱口。

（3）一只手持镊子，另一只手持止血钳。用镊子从方盘中夹取一个棉球移至弯盘上方，并用止血钳夹紧棉球将其拧至半干，擦拭老年人的嘴唇。

（4）一只手持压舌板，另一只手持手电筒，检查老年人的口腔有无炎症。若老年人口腔有肿胀、出血等情况，应及时告知医生或家属。

3. 擦拭口腔

（1）叮嘱老年人牙齿咬合，右手持止血钳夹紧棉球，由内至外分别纵向擦拭牙齿外侧面。

（2）将使用过的棉球放入弯盘，另取干净棉球。

（3）叮嘱老年人张开口腔，纵向擦拭牙齿内侧面，螺旋式擦拭咬合面。

（4）弧形擦拭两侧颊部，由内至外擦拭上颚、舌面、舌下。

（5）再次协助老年人漱口，检查口腔是否擦拭干净，有无棉球遗落在口腔内。

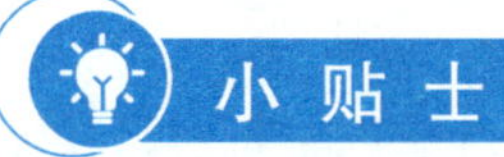

对于意识不清、不能配合擦拭口腔的老年人，可使用压舌板帮助其张开口腔，以便操作。

（三）服务后

（1）撤去弯盘，用毛巾擦净老年人嘴角的水痕。

（2）将毛巾洗净，悬挂晾干。

（3）将其他用品放回原处备用，清理垃圾。

（4）洗净双手。

四、为老年人清洗义齿

义齿即假牙，是指用金属或塑料等材料制成的人工牙齿。义齿不仅能够帮助老年人恢复因牙齿缺损而失去的咀嚼、发音等功能，而且有助于老年人保持良好的个人形象。

老年人最常使用的义齿是覆盖义齿。覆盖义齿是指基托覆盖并支持在牙根或牙冠上的一种全口义齿或可摘局部义齿，如图 4-2 所示。

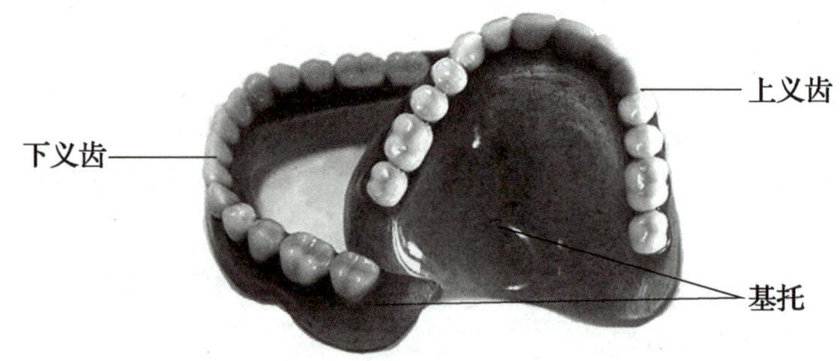

图 4-2　覆盖义齿

为老年人清洗义齿的操作流程如下。

（一）服务前

（1）护理员衣着整洁，洗净双手。

（2）准备水杯、纱布。

（3）提醒老年人准备清洗义齿，以取得老年人的配合。

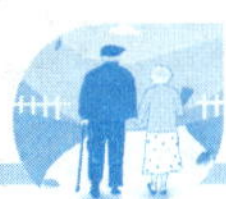

（二）服务中

1. 摘取义齿

（1）提醒老年人张嘴，将纱布垫在手上，轻轻向外拉动义齿基托。摘取上义齿时，应轻轻向外下方拉动；摘取下义齿时，应轻轻向外上方拉动。

（2）将摘取下来的义齿放入水杯中。

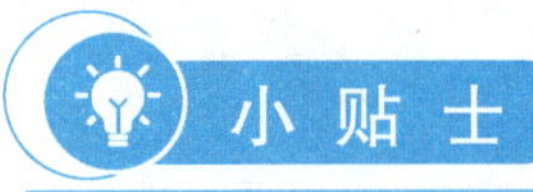

小贴士

若老年人上下均戴有义齿，应先摘取上义齿，再摘取下义齿。

2. 清洗义齿

（1）刷洗义齿。将纱布垫在手上，一只手从水杯中取出义齿，另一只手持软毛牙刷，在流动的清水下刷洗义齿。刷洗时，应注意将义齿的各个面均刷至无污渍附着为止。

（2）浸泡义齿。洗净水杯，按比例倒入清水和义齿清洁剂，将义齿放入水杯中浸泡，如图 4-3 所示。

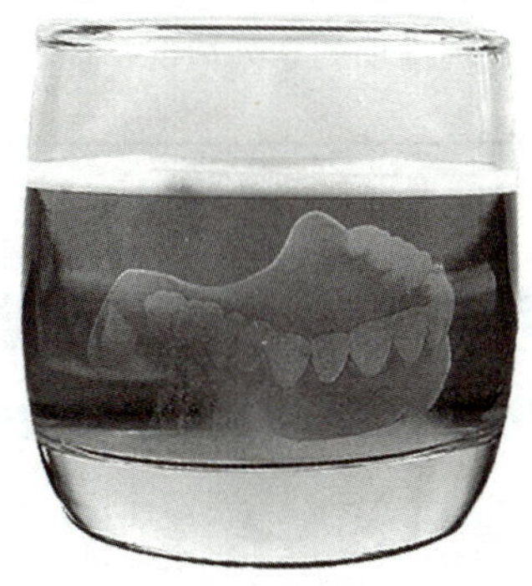

图 4-3　将义齿放入水杯中浸泡

（3）冲洗义齿。将浸泡后的义齿放在流动的清水下冲洗干净后，再为老年人佩戴。

3. 佩戴义齿

（1）提醒老年人张嘴，将纱布垫在手上，拿稳义齿，将义齿放入老年人的口中，并轻推义齿基托，将其戴稳。

（2）提醒老年人上下咬合数次，直至义齿与口腔完全贴合。

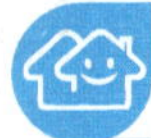

任务实施

为李爷爷清洁口腔

【任务背景】

李爷爷今年 86 岁，佩戴义齿，长期卧床，生活不能自理，但意识清醒。

【实施流程】

（1）学生自由分组，每组两人。

（2）小组成员一人扮演李爷爷，另一人扮演护理员，进行情景演练。演练内容包括：为李爷爷擦拭口腔、清洗义齿。

（3）以小组为单位，在课上进行演练，主讲教师点评，并填写如表 4-1 所示的任务实施评价表。

表 4-1　任务实施评价表

评分要点	具体要求	总分	得分
基本礼仪	① 衣着整洁，精神饱满 ② 谈吐文雅，举止得体	20	
职业道德	① 爱岗敬业，把为老年人提供优质服务作为第一要务 ② 敬老爱老，在操作过程中充分尊重老年人	20	
专业技能	① 操作规范，遵守操作流程 ② 思路清晰，动作熟练、连贯 ③ 在操作过程中注意保持良好的卫生习惯 ④ 在操作过程中具备安全意识，圆满完成任务	50	
应急处理	对任务实施过程中出现的意外情况，能迅速地进行分析并妥善处理	10	

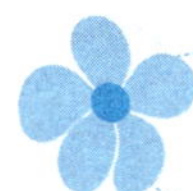

任务二　为老年人进行其他日常梳洗

情景导入

今天是石爷爷入住夕阳红养老院的第四天。早上，李悦在照料石爷爷穿衣时，发现石爷爷的头发出油了，胡须该剃了，指甲也有点长。于是，李悦决定在石爷爷用完早餐后，为他洗头、剃胡须并修剪指甲。

思考：

李悦应如何为石爷爷洗头、剃胡须、修剪指甲？

一、为老年人洗头

为老年人洗头不仅可以保持老年人头发清洁，还可以在洗头过程中通过按摩老年人头部，促进老年人头皮血液循环，从而达到保健的效果。

护理员可按照以下操作流程为老年人洗头。

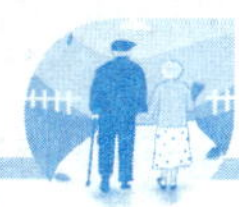

（一）服务前

（1）保持室内温湿度适宜，光线充足。

（2）护理员衣着整洁，洗净双手。

（3）准备毛巾、洗发用品、脸盆或洗头盆（图 4-4）、水壶（内盛 40～45℃的温水）、吹风机、污水桶等。

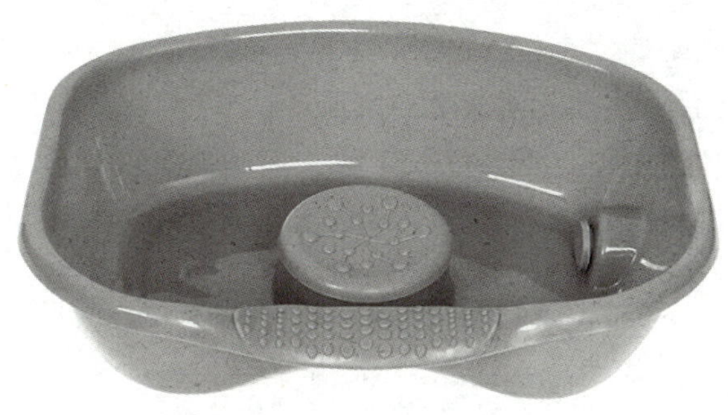

图 4-4　洗头盆

（4）提醒老年人准备洗头，以取得老年人的配合。

（5）询问老年人有无特殊需求，并根据需要协助。

（二）服务中

1. 放置脸盆或洗头盆

（1）半自理老年人

① 搀扶老年人坐好，将毛巾围在老年人的肩颈处，并梳顺头发。

② 将方凳放在老年人的正前方，并将脸盆放在方凳上。

③ 叮嘱老年人身体前倾，双手扶住脸盆的两侧，使头部位于脸盆的正上方，低头闭眼。

（2）卧床老年人

① 一只手托起老年人的头部，另一只手将毛巾垫在枕头上，并将枕头向下撤至老年人的肩背部。

② 将老年人的衣领向内反折，然后将毛巾围在老年人的肩颈处，并用别针固定。

③ 将排水管与洗头盆紧密连接，拔下洗头盆内部的塞子；将洗头盆放置在老年人头部的正下方，并在洗头盆的凹槽处垫上毛巾，使老年人颈部紧贴洗头盆的凹槽；最后将排水管的另一端放在污水桶内。

如何为卧床老年人洗头

2. 洗头

（1）对于半自理老年人，护理员可一只手持水壶，从老年人的头部上方缓慢往下倒温水，另一只手揉搓老年人的头发至全部湿润；对于卧床老年人，护理员可先用纱布或眼罩遮住老年人的双眼，用棉球塞住老年人的耳朵，再用一只手持水壶缓慢淋湿老年人的头发，另一只手顺势遮挡老年人的耳郭，同时揉搓老年人的头发至完全湿润。

（2）放下水壶，取少量的洗发用品涂抹在手上，揉出泡沫，再用双手指腹反复揉搓老年人的头发。

（3）按摩老年人的头皮，并询问老年人有无不适感。

（4）一只手持水壶缓慢冲洗老年人的头发，另一只手揉搓老年人的头发，至泡沫被完全冲洗干净。

3. 擦干及梳理

（1）擦净老年人耳后、脸颊及下颌处的水痕。

（2）用老年人肩颈处的毛巾包裹住头发，撤去用品，并协助老年人调整至舒适的姿势。

（3）用毛巾将头发擦至不滴水，然后用吹风机吹干。

（4）为老年人梳理头发。

小贴士

在洗发过程中，护理员应随时观察老年人，并询问老年人有无不适感，以便及时调整操作方法。当老年人出现面色改变、呼吸急促等不适反应时，应立即停止操作。

（三）服务后

（1）携用品至洗漱间，将污水倒入污水池中。

（2）清洗毛巾、脸盆或洗头盆、污水桶，将毛巾悬挂晾干，将脸盆或洗头盆、污水桶放回原处。

（3）洗净双手。

二、为老年人剃胡须

护理员应定期为男性老年人剃胡须，具体操作流程如下。

（一）服务前

（1）准备电动剃须刀、毛巾。

（2）提醒老年人准备剃胡须，以取得老年人的配合。

（3）询问老年人有无特殊需求，并根据需要协助。

小贴士

电动剃须刀比手动剃须刀更安全，也更容易掌握。因此护理员在为老年人剃胡须时，应尽量使用电动剃须刀。

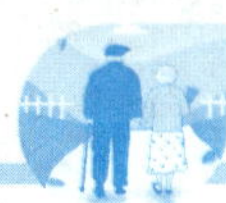

（二）服务中

（1）在老年人下颌及胸前围上毛巾。

（2）一只手持电动剃须刀，另一只手绷紧剃须部位皮肤。打开电动剃须刀的开关，按照从左至右、从上至下的顺序剃须。

（3）剃须完成后，关闭电动剃须刀的开关，用毛巾擦拭剃须部位，检查是否刮净。

（4）撤下胸前的毛巾，必要时还应为老年人涂抹润肤膏。

（5）协助有需要的老年人转换至舒适的体位。

小贴士

在为老年人剃胡须时，护理员的动作应轻柔，以免刮伤老年人的皮肤。若老年人的胡须较为坚硬，护理员可先热敷 5～10 分钟，或在胡须上涂抹软化膏，待胡须软化后，再开始剃须。

（三）服务后

（1）清洗毛巾，晾干备用。

（2）将电动剃须刀清理干净，放回原处备用。

三、为老年人洗脸

为老年人洗脸，不仅可以使老年人面部皮肤保持清洁，而且可以促进老年人面部的血液循环，延缓皮肤衰老。护理员为老年人洗脸的操作流程如下。

（一）服务前

（1）准备脸盆（内盛 40～45℃的温水半盆）、毛巾、洁面用品、润肤膏等。

（2）提醒老年人准备洗脸，以取得老年人的配合。

（二）服务中

（1）将毛巾围在老年人的胸前。

（2）用温水润湿老年人的面部。

（3）在手部涂抹洁面用品并搓出泡沫，分别揉搓老年人的脸颊、额头、鼻子、下颌、耳后等部位。如果老年人面部有皮疹或伤口，应注意避开。

（4）用湿毛巾清理干净老年人面部的泡沫。

（5）用干毛巾擦拭老年人面部的水痕。

（6）在老年人的面部均匀地涂抹润肤膏。

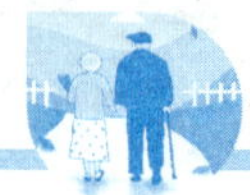

（三）服务后

（1）清洗毛巾，晾干备用。

（2）整理其他用品，放回原处备用。

四、为老年人修剪指（趾）甲

护理员应定期为老年人修剪指（趾）甲，具体操作流程如下。

（一）服务前

（1）保持室内温湿度适宜，光线充足。

（2）护理员衣着整洁，洗净双手。

（3）准备指甲刀、纸巾、指甲锉等。

（4）提醒老年人准备修剪指（趾）甲，以取得老年人的配合。

（二）服务中

（1）在老年人手（脚）下垫上纸巾。

（2）左手握住老年人的手指（脚趾），右手持指甲刀逐一修剪指（趾）甲，如图 4-5 所示。应注意将指甲剪成圆弧形，将趾甲剪成方形。

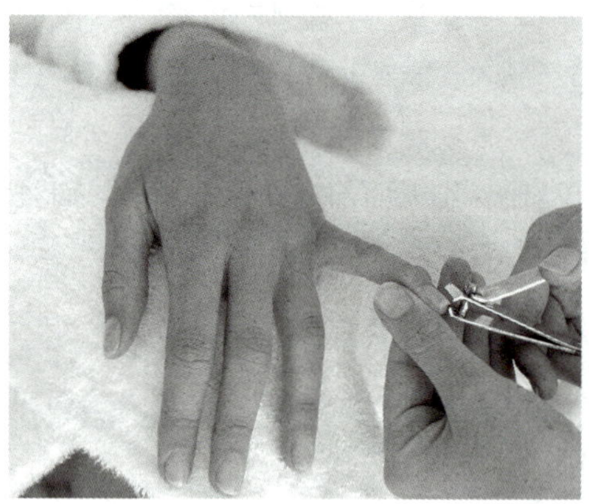

图 4-5　为老年人修剪指甲

（3）修剪完毕后，用指甲锉逐一锉平指（趾）甲边缘。

（三）服务后

（1）用纸巾包裹指（趾）甲碎屑并扔进垃圾桶。

（2）将指甲刀、指甲锉消毒，并放回原处备用。

（3）洗净双手。

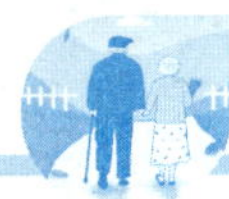

小贴士

护理员每月为老年人修剪指（趾）甲的次数应不少于 2 次。若老年人的指（趾）甲太硬，可先用温水浸泡或用温热毛巾包裹 5 分钟左右，再进行修剪。发现老年人有灰指甲、甲沟炎等症状，应及时告知医生或家属，并遵医嘱为老年人护理指（趾）甲。

五、为老年人洗脚

（一）服务前

（1）保持室内温湿度适宜。

（2）准备足盆、防水布、洁身用品、毛巾、拖鞋等。

（3）护理员衣着整洁，洗净双手。

（4）提醒老年人准备洗脚，以取得老年人的配合。

（二）服务中

1. 半自理老年人

（1）协助老年人坐好。

（2）向足盆内倒入适量温水，协助老年人脱去鞋袜，将老年人的双脚放入盆中浸泡。

（3）抬起老年人的一只脚，涂抹洁身用品后，揉搓脚底、脚背、趾缝、脚踝，将脚浸泡在足盆中，反复搓洗至干净。采用同样的方法将另一只脚清洗干净。

（4）用毛巾擦干老年人的双脚，协助其穿上拖鞋。

2. 卧床老年人

（1）将老年人脚部的被子向上折，露出双脚。

（2）在老年人的膝下垫软枕，以起到支撑作用。

（3）在床尾铺防水布，放上足盆。

（4）将老年人的双脚放入足盆中浸泡 5 分钟左右。

（5）抬起老年人的一只脚，涂抹洁身用品，揉搓脚底、脚背、趾缝、脚踝，再放入足盆中洗净泡沫，并用毛巾擦干；采用同样的方法清洗另一只脚。

（6）撤去足盆、防水布，为老年人盖好被子。

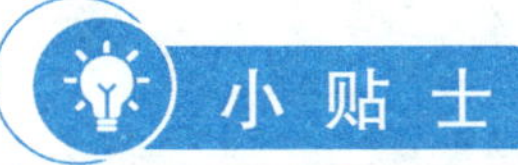

小贴士

护理员在为老年人泡脚时，应随时注意水温的变化，及时添加热水。此外，为老年人泡脚的时间不宜过长。

（三）服务后

（1）整理床单位。

（2）携用品至洗漱间，倾倒污水，洗净足盆、毛巾，将毛巾悬挂晾干，将洁身用品放回原处备用。

（3）洗净双手。

任务实施

为谢奶奶进行日常梳洗

【任务背景】

谢奶奶于一个月前摔了一跤，导致右侧小腿胫骨、右手尺骨骨折，需卧床休息。

【实施流程】

（1）学生自由分组，每组两人。

（2）小组成员一人扮演谢奶奶，另一人扮演护理员，进行情景演练。演练内容为：为谢奶奶洗头、洗脸、修剪指甲。

（3）以小组为单位，在课上进行演练，主讲教师点评，并填写如表 4-2 所示的任务实施评价表。

表 4-2　任务实施评价表

评分要点	具体要求	总分	得分
基本礼仪	① 衣着整洁，精神饱满 ② 谈吐文雅，举止得体	20	
职业道德	① 爱岗敬业，把为老年人提供优质服务作为第一要务 ② 敬老爱老，在操作过程中充分尊重老年人	20	
专业技能	① 操作规范，遵守操作流程 ② 思路清晰，动作熟练、连贯 ③ 在操作过程中注意保持良好的卫生习惯 ④ 在操作过程中具备安全意识，圆满完成任务	50	
应急处理	对任务实施过程中出现的意外情况，能迅速地进行分析并妥善处理	10	

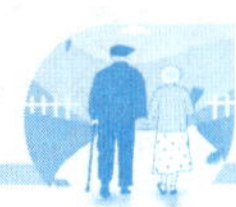

任务三　为老年人清洗身体

情景导入

石爷爷自瘫痪后，就没有好好地洗过澡了，之前在家时，清洁身体主要靠老伴和女儿帮他擦洗。石爷爷一直觉得擦洗不能彻底地清洗干净身体，但是仅靠老伴和女儿的力量根本无法将石爷爷挪动到卫生间，加上石爷爷家卫生间空间小，无法容纳稍大的浴盆，所以洗澡成了石爷爷最奢望的事情。

入住夕阳红养老院的第一天，石爷爷就对李悦表达了想要洗澡的意愿，但是根据养老院的规章制度，新入住的老年人需适应环境且通过评估后方可洗澡。今天上午，经医护人员评估，石爷爷符合洗澡条件，于是，李悦和同事推着洗澡床进入石爷爷的房间，准备为石爷爷洗澡。

思考：

（1）为老年人清洗身体有哪几种方式？

（2）李悦和同事应如何使用洗澡床为石爷爷洗澡？

一、协助老年人淋浴

如何协助老年人淋浴

对于自理、半自理老年人，护理员可协助其淋浴，具体操作流程如下。

（一）服务前

（1）关闭门窗，将室内温度调至 24～26℃。

（2）准备洁面用品、洁身用品、洗发用品、毛巾、浴巾、润肤膏、干净衣物、吹风机等。

（3）在浴室内放置洗澡椅（图 4-6）、防滑垫。

（4）穿上防水衣裤、防滑拖鞋，洗净双手。

（5）提醒老年人准备洗澡，以取得老年人的配合。

（6）询问老年人有无特殊需求，并根据需要协助。

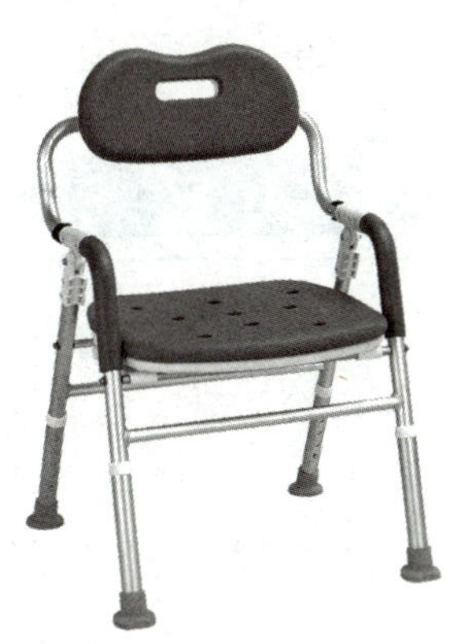

图 4-6　洗澡椅

（二）服务中

1. 协助老年人进入浴室

（1）评估老年人的身体状况，判断其是否适宜淋浴。

（2）协助老年人更换防滑拖鞋，采取搀扶或轮椅运送的方式将老年人送入浴室。

2．调节水温

（1）协助老年人脱去衣物，并在洗澡椅上坐稳。

（2）避开老年人身体，将水温调至40℃左右。让老年人感受水温是否适宜，并根据其感受小幅度调节水温。

3．清洗

（1）洗脸。润湿老年人的面部后，取少量洁面用品在掌心搓出泡沫，为老年人清洗面部；洗净老年人面部的泡沫。

（2）清洗身体。手持花洒，从双脚开始淋湿老年人全身，在手心处涂抹洁身用品，依次涂抹老年人的颈部、耳后、上肢、胸腹部、背部、下肢、会阴、臀部和双足，并轻轻揉搓其皮肤，然后用花洒将全身的泡沫冲洗干净。

（3）洗头。提醒老年人双手握住洗澡椅的扶手，身体紧靠椅背，头稍向后仰并闭眼。手持花洒淋湿老年人的头发，取适量洗发用品在手中搓出泡沫，再用双手揉搓老年人的头发，按摩其头皮，最后冲净泡沫。

（4）将地面冲洗干净，关闭花洒的开关。

4．擦干更衣

（1）用毛巾擦干老年人的面部，用浴巾包裹并擦干老年人的身体。若发现老年人的皮肤较干燥，可为其涂抹润肤膏。

（2）协助老年人穿上干净衣物。

（3）用吹风机吹干老年人的头发。

（三）服务后

（1）搀扶或用轮椅运送老年人返回房间。

（2）整理洗浴用品。

（3）开窗通风，擦干浴室地面。

（4）清洗毛巾、浴巾及老年人换下的脏衣物，洗净后悬挂晾干。

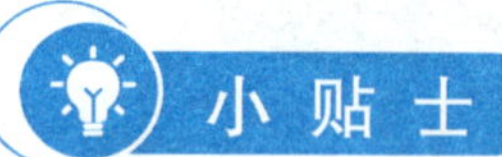

护理员协助老年人淋浴时，有以下注意事项：

（1）淋浴不宜在老年人空腹或刚进食后进行。

（2）如果老年人身体状况较好，要求单独淋浴，护理员应叮嘱老年人不要反锁浴室门，并站在门外等候，询问其是否需要帮助。

（3）老年人淋浴时间不宜过长，水温不宜过高。

（4）淋浴过程中，应随时观察和询问老年人有无不适，若有，应立即结束操作。

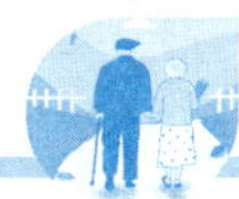

二、为老年人擦浴

对于长期卧床的老年人，护理员应经常为其擦浴，具体操作流程如下。

（一）服务前

（1）关闭门窗，将室内温度调至 24～26℃。

（2）准备脸盆（内盛 45～50℃的温水）、毛巾、浴巾、洁面用品、洁身用品、防水布、一次性橡胶手套、干净衣物等。

（3）护理员衣着整洁，洗净双手。

（4）提醒老年人准备擦浴，以取得老年人的配合。

（5）询问老年人有无特殊需求，并根据需要协助。

（二）服务中

护理员应先协助老年人脱去衣物，盖好被子，然后按以下顺序擦拭老年人的身体各部位：

（1）擦洗面部。将毛巾浸湿后拧干，十字对折，用毛巾 4 个角分别擦拭老年人双眼的内眼角和外眼角；清洗毛巾，拧至半干，包裹在手上，在毛巾上涂抹洁面用品，分别擦拭老年人的脸颊、额头、鼻子、下颌、耳后及颈部，再清洗毛巾，为老年人擦干面部。

（2）擦洗手臂。暴露老年人一侧手臂，将浴巾盖在手臂上。将毛巾浸湿拧干后包裹在手上，在毛巾上涂抹洁身用品，掀开浴巾，由前臂向上臂擦洗，如图 4-7 所示；洗净毛巾，擦净泡沫，用浴巾擦干手臂，盖上被子。采用同样的方法擦洗另一条手臂。

（3）擦洗胸部。将被子下折，暴露老年人的胸部，用浴巾遮盖胸部。洗净毛巾并将其包裹在手上，在毛巾上涂抹洁身用品，掀开浴巾，由上至下擦洗老年人的胸部及胸部两侧；洗净毛巾，擦净泡沫，用浴巾擦干胸部，盖上被子。

（4）擦洗腹部。将被子下折至老年人大腿上部，用浴巾盖住胸腹部。洗净毛巾并将其包裹在手上，在毛巾上涂抹洁身用品；掀开浴巾下角，暴露老年人的腹部，按顺时针方向，螺旋式擦洗腹部和两侧腰部，如图 4-8 所示；洗净毛巾，擦净泡沫，并用浴巾擦干腹部，盖上被子。

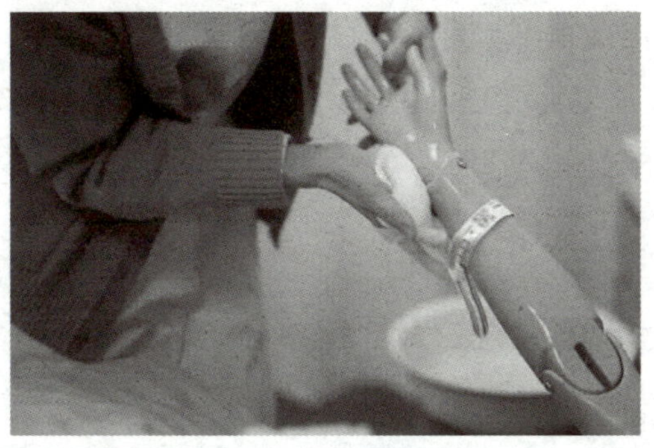

图 4-7　擦洗手臂

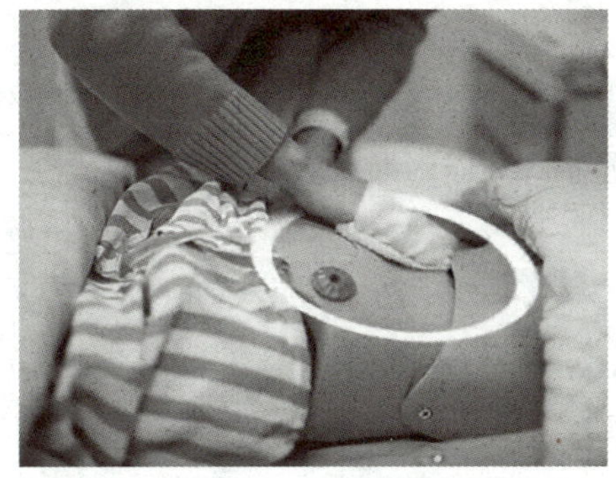

图 4-8　擦洗腹部

（5）擦洗背臀部。协助老年人侧卧，将背部朝向护理员。将被子上折，暴露老年人的背臀部。将浴巾铺于背臀部下方，并向上折，盖住老年人的背臀部。洗净毛巾并将其包裹在手上，在毛巾上涂抹洁身用品，掀开浴巾，由腰部沿脊柱向上擦至肩颈部，再螺旋式向下擦洗背部一侧，如图 4-9 所示；用同样的方法擦洗背部另一侧；最后螺旋式擦洗臀部。洗净毛巾，擦净泡沫，并用浴巾擦干背臀部，协助老年人平卧，盖好被子。

（6）擦洗下肢。将被子上折，暴露老年人一侧下肢，盖上浴巾。洗净毛巾并将其包裹在手上，在毛巾上涂抹洁身用品；掀开浴巾，一只手握住老年人的脚踝，另一只手由小腿朝大腿方向擦洗；洗净毛巾，擦净泡沫，并用浴巾擦干。用同样的方法擦洗老年人另一侧下肢，最后帮助老年人盖好被子。

（7）擦洗会阴。更换脸盆，内盛适量温水。协助老年人侧卧，在老年人臀部下方垫防水布和浴巾，再协助老年人平卧（也可一只手托起老年人的臀部，另一只手垫好防水布和浴巾）。暴露老年人的下肢及会阴，戴上一次性橡胶手套，取专用毛巾洗净后，反复多次擦洗会阴，直至清洁无异味，如图 4-10 所示。用浴巾擦干会阴，撤去防水布和浴巾，帮助老年人盖好被子。

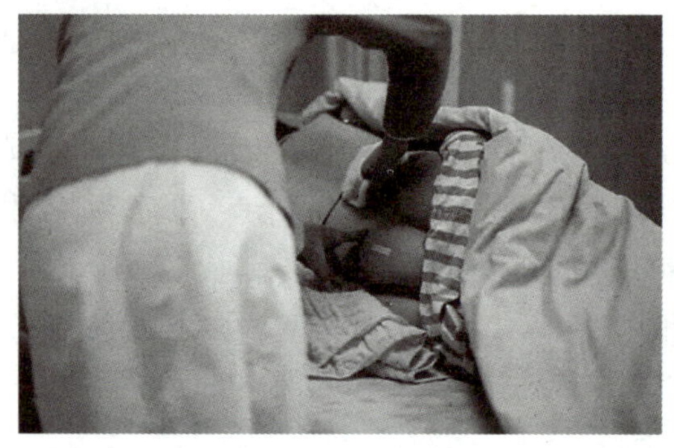

图 4-9　擦洗背部

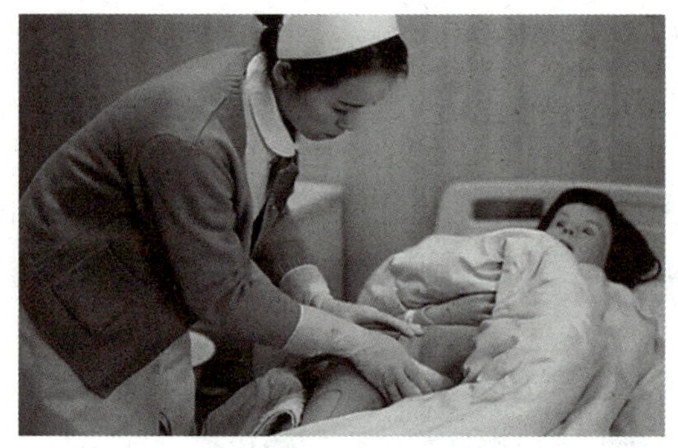

图 4-10　擦洗会阴

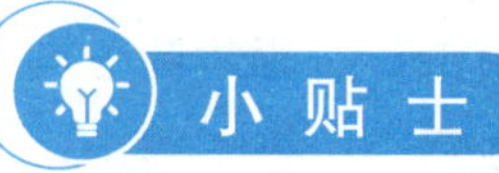

护理员为老年人擦浴时，有以下注意事项：

（1）多人同居一室时，应用屏风遮挡，以保护老年人的隐私。

（2）为老年人擦洗身体时，动作要轻柔，不要有遗漏部位。同时，应及时遮挡暴露部位，以免老年人着凉。

（3）随时添加温水，并及时更换污水。

（4）在擦洗老年人的会阴时，应使用专用的脸盆和毛巾。

（5）在擦洗过程中，应仔细观察老年人的反应，若出现打寒战、面色苍白等情况，应立即停止操作并报告。

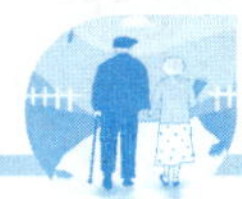

（三）服务后

（1）开窗通风。

（2）携用品至洗漱间，倾倒污水，刷净脸盆，放回原处备用。

（3）清洗毛巾、浴巾及老年人换下的脏衣物，并悬挂晾干。

（4）洗净双手。

心愿浴室助浴老人

在冬天洗个热水澡，是一件简单而又幸福的事情。然而，对于一些失能老年人来说，洗澡往往是一种奢望。翻身、弯腰……这些普通人轻而易举做到的动作，他们很难完成。心愿浴室的成立，帮助许多老年人实现了洗澡的愿望。在这里，老年人、残疾人不仅可以免费洗澡，还能享受到专业人员的贴心服务。

心愿浴室的成立者小高在大学学的是贸易相关专业。由于热爱志愿服务，她最终选择成为一名社会工作者。有一次，小高走访了一位瘫痪十余年的老人。问及老人的心愿，老人心酸地说，自己已经 13 年没有洗过澡，临走之前唯一的心愿就是洗一次澡。小高深受触动，于是开始筹划成立心愿浴室。

一年后，心愿浴室正式成立，第一个客人就是那位瘫痪十余年的老人。洗完澡，老人激动得说不出话来。他的老伴说："他已经好久没这么开心了，谢谢你们！"

年事已高的王阿姨，每次洗澡都是家里的一项"大工程"。家中的浴室本就狭小，一人洗澡，转身已颇为艰难，而王阿姨洗澡，还需要女儿帮其转身、擦身，十分不便。

一次偶然的机会，王阿姨听说附近有一家心愿浴室，专门为老年人、残疾人提供免费助浴服务。抱着试一试的想法，王阿姨在女儿的陪同下来到心愿浴室。

王阿姨和女儿一进心愿浴室，就有工作人员上前热情地将她们引至休息区，并端上了热气腾腾的茶水，这让王阿姨感到十分温暖。除了休息区，心愿浴室还设有专门的等待区、更衣区、洗浴区，并配备了专业的助浴设备。在工作人员的悉心帮扶下，20 分钟左右，王阿姨就舒舒服服地洗完了澡。

资料来源：李超，《心愿浴室助浴老人 不再让心愿"难以启齿"》，中青在线，2023 年 1 月 29 日

三、使用洗澡床为老年人洗澡

对于长期卧床的老年人，护理员可使用洗澡床（图 4-11）为其洗澡。

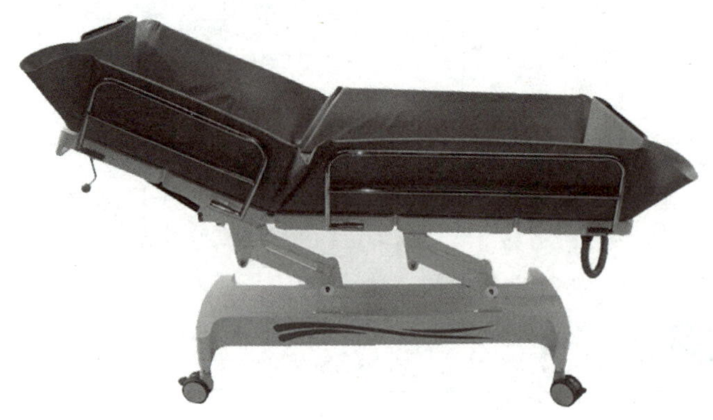

图 4-11　洗澡床

（一）服务前

（1）关闭门窗，将室内温度调至 24～26℃。

（2）准备洗澡床、浴巾、洁身用品、洗发用品、洁面用品、毛巾、润肤膏、干净衣物、吹风机等。

（3）穿上防水衣裤、防滑拖鞋，洗净双手。

（4）提醒老年人准备洗澡，以取得老年人的配合。

（5）询问老年人有无特殊需求，并根据需要协助。

（二）服务中

护理员可按照以下步骤为老年人洗澡。

1．将老年人转移至洗澡床

（1）移开床旁桌，放下近侧床栏，协助老年人移动至床旁。

（2）放下洗澡床的护栏，使洗澡床紧靠床边，固定洗澡床的车轮，将洗澡床的高度调至与床一致。

（3）协助老年人按照上半身、臀部、下半身的顺序挪动到洗澡床上，或采用环抱法将老年人转移至洗澡床上。

（4）协助老年人仰卧于洗澡床中央，用被子包裹老年人身体。

2．脱衣及洗澡

（1）松开洗澡床的车轮，将洗澡床推至浴室，固定车轮。

（2）为老年人撤去被子，脱下衣物，将浴巾盖在老年人身体上。

（3）将水温调节至 40℃左右。

（4）摇高洗澡床的头端，打开排水孔，提醒老年人将头部后仰并闭眼；手持花洒淋湿老年人的头发，取适量洗发用品在手中搓出泡沫，再用双手揉搓老年人的头发，按摩其头皮，最后冲净泡沫。

（5）检查污水是否排放干净，关闭排水孔，将洗澡床放平。

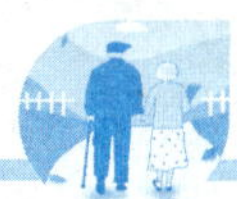

（6）去除浴巾，手持花洒从上到下淋湿老年人身体后，涂抹洁身用品。先清洗身体前面，顺序为颈部、耳后、上肢、胸腹部、下肢；再协助老年人翻身侧卧，清洗背部、臀部；最后清洗会阴、双足。

（7）冲净双手，润湿老年人的面部，取少量洁面用品在掌心搓出泡沫，为老年人清洗面部，然后洗净老年人面部的泡沫。

（8）检查污水是否排净，擦净洗澡床上的水迹。

3. 擦干及更衣

（1）用毛巾擦干老年人的面部，用浴巾包裹并擦干老年人的身体。若发现老年人的皮肤较干燥，可为其涂抹润肤膏。

（2）协助老年人穿上干净衣物。

（3）用吹风机吹干老年人的头发。

4. 将老年人转移至床上

（1）拉起洗澡床的护栏，松开车轮，运送老年人回房。

（2）固定洗澡床的车轮，协助老年人挪动至床上，或采用环抱法将老年人转移至床上。

（3）协助老年人转换至舒适的卧位，为老年人盖好被子。

护理员使用洗澡床为老年人洗澡时，有以下注意事项：

（1）身上有伤口、压疮的老年人和插有医疗管道的老年人，要经过专业人士的评估后才能洗澡。

（2）护理员应定期检查洗澡床的各部件是否完好。

（3）洗澡时，应拉起洗澡床两侧的护栏，以免老年人坠床。

（4）洗澡过程中，应尽量减少翻动老年人的次数，并随时观察和询问老年人有无不适，若有，应立即结束操作。

（5）注意观察老年人的皮肤情况，尤其是压疮好发部位，如肩胛部、尾骶部等，发现异常立即处理。

（三）服务后

（1）整理洗浴用品。

（2）开窗通风，擦干浴室地面。

（3）清洗毛巾、浴巾及老年人换下的脏衣物，洗净后悬挂晾干。

任务实施

为唐奶奶擦浴

【任务背景】

唐奶奶今年 80 岁，一年前因病瘫痪在床。最近天气较冷，唐奶奶已经有一个星期没洗澡了，护理员打算为唐奶奶擦浴。

【实施流程】

（1）学生自由分组，每组两人。

（2）小组成员一人扮演唐奶奶，另一人扮演护理员，进行情景演练。演练内容为：为唐奶奶擦浴。

（3）以小组为单位，在课上进行演练，主讲教师点评，并填写如表 4-3 所示的任务实施评价表。

表 4-3　任务实施评价表

评分要点	具体要求	总分	得分
基本礼仪	① 衣着整洁，精神饱满 ② 谈吐文雅，举止得体	20	
职业道德	① 爱岗敬业，把为老年人提供优质服务作为第一要务 ② 敬老爱老，在操作过程中充分尊重老年人	20	
专业技能	① 操作规范，遵守操作流程 ② 思路清晰，动作熟练、连贯 ③ 在操作过程中注意保持良好的卫生习惯 ④ 在操作过程中具备安全意识，圆满完成任务	50	
应急处理	对任务实施过程中出现的意外情况，能迅速地进行分析并妥善处理	10	

任务四　老年人居室环境卫生照料

情景导入

一天，石爷爷突发高烧，并伴有腹痛、畏寒、乏力等症状，经医生诊断，他患上了伤寒。伤寒是一种急性肠道传染病，为了保障夕阳红养老院其他老年人的健康，医生建议对石爷爷进行床旁隔离。

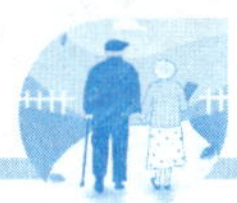

经过李悦细心的照料，两个星期后，石爷爷彻底康复，李悦立即对石爷爷的居室进行终末消毒。

思考：

什么是床旁隔离和终末消毒？应如何操作？

一、为老年人整理床单位

为老年人整理床单位，有助于营造整齐、美观的居室环境，维护老年人的身心健康。护理员为老年人整理床单位的操作流程如下。

（一）服务前

（1）护理员衣着整洁，准备扫床车，内置床刷（图 4-12）、刷套数个、盆 2 个（分别用于盛装干净的和使用过的刷套）。

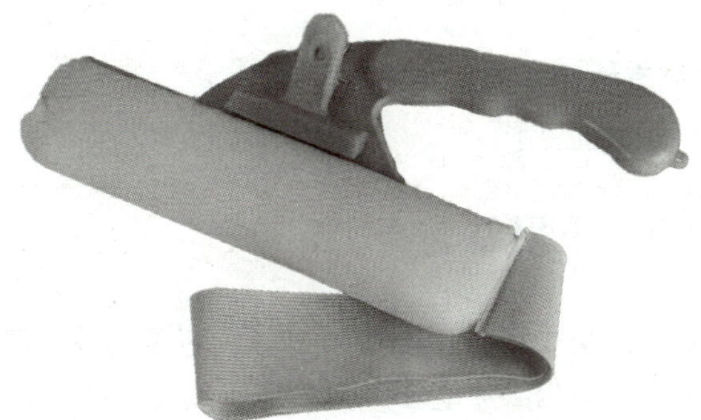

图 4-12　床刷

（2）告知老年人将为其整理床单位，以取得老年人的配合。

（二）服务中

1. 为自理、半自理老年人整理床单位

（1）协助老年人离开房间，叠好被子并将其放置在床旁椅子上，将枕头放在被子上。

（2）取床刷并套好干净的刷套。

（3）从床头扫至床尾，注意每一刷要覆盖前一刷的 1/3。撤下刷套，放入盆中。

（4）依次将每一侧的床单打开、拉平后，将边缘反折于床垫下，使得床单平整、紧绷。

（5）将枕头拍松放置在床头，将叠好的被子放置在床尾。

2. 为卧床老年人整理床单位

（1）放下近侧护栏，并检查对侧护栏是否拉起且牢固。

（2）协助老年人背向护理员侧卧，盖好被子。

（3）取床刷并套好干净的刷套。

（4）轻抬近侧枕头，从床头扫至床尾，并依次将每一侧的床单打开、拉平后，将边缘反折于床垫下。

（5）拉起近侧护栏，放下对侧护栏，协助老年人面向护理员侧卧，盖好被子。用同样的方法清扫并铺平另一侧床单。

（6）撤下刷套，放入盆中。

（7）协助老年人平卧，整理枕头和被子，拉起护栏。

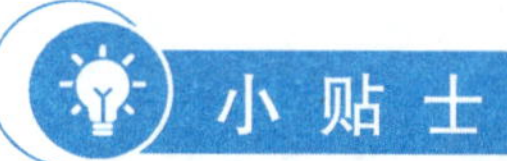
小贴士

为老年人整理床单位时，护理员应做到一床一刷套，不重复使用刷套。在协助老年人翻身时，动作应轻稳，避免老年人磕碰护栏。此外，应注意扫净床单中间和枕头底下等位置。

（三）服务后

（1）将盆刷净，将刷套洗净，晾干备用。

（2）将其他用品放回原处备用。

二、为老年人更换床上用品

定时或根据需要为老年人更换床上用品，可以降低居室异味、减少感染机会，有利于老年人的身心健康。下面主要介绍为卧床老年人更换床上用品的操作流程。

（一）服务前

如何为卧床老年人更换床上用品

（1）护理员衣服整洁。

（2）准备扫床车，内置干净的床上用品（床单、被罩和枕套）、床刷、刷套数个、盆2个（分别用于盛装干净的和使用过的刷套）、污衣袋等。

（3）告知老年人将为其更换床上用品，以取得老年人的配合。

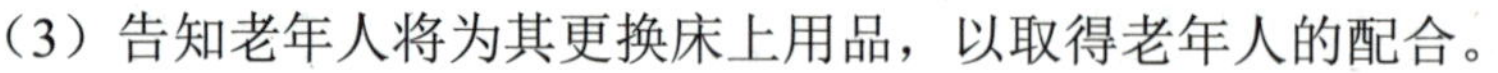

（二）服务中

1. 更换床单

（1）将干净的床上用品按照使用顺序码放（上层床单、中层被罩、下层枕套），并将床旁桌移开（距床约20厘米）。

（2）放下近侧护栏，检查对侧护栏是否拉起且牢固。

（3）一只手托起老年人的头部，另一只手将枕头向对侧平移后，协助老年人背向护理员侧卧，盖好被子。

（4）如图4-13（a）所示，从床头至床尾，将掖于床垫下方的近侧床单翻出，并将床单

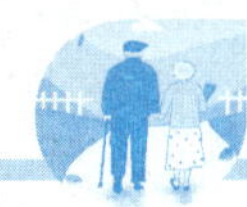

卷至老年人的身后。

（5）如图 4-13（b）所示，取床刷并套好干净的刷套，清扫床垫。

（6）如图 4-13（c）所示，取干净的床单，使其纵向中线与床垫中线对齐，展开近侧床单平整铺于床垫上，将对侧床单卷至老年人身后，将近侧床单超出床垫的部分反折于床垫下。

（7）拉起近侧护栏，放下对侧护栏，将枕头移至近侧，协助老年人翻转身体，侧卧在干净床单上。

（8）如图 4-13（d）所示，从床头至床尾松开污床单，并将其卷起，放置在污衣袋中。

（9）如图 4-13（e）所示，拉平老年人身后的干净床单，并将床单边缘掖于床垫下；如图 4-13（f）所示，协助老年人平卧在床上，盖好被子。

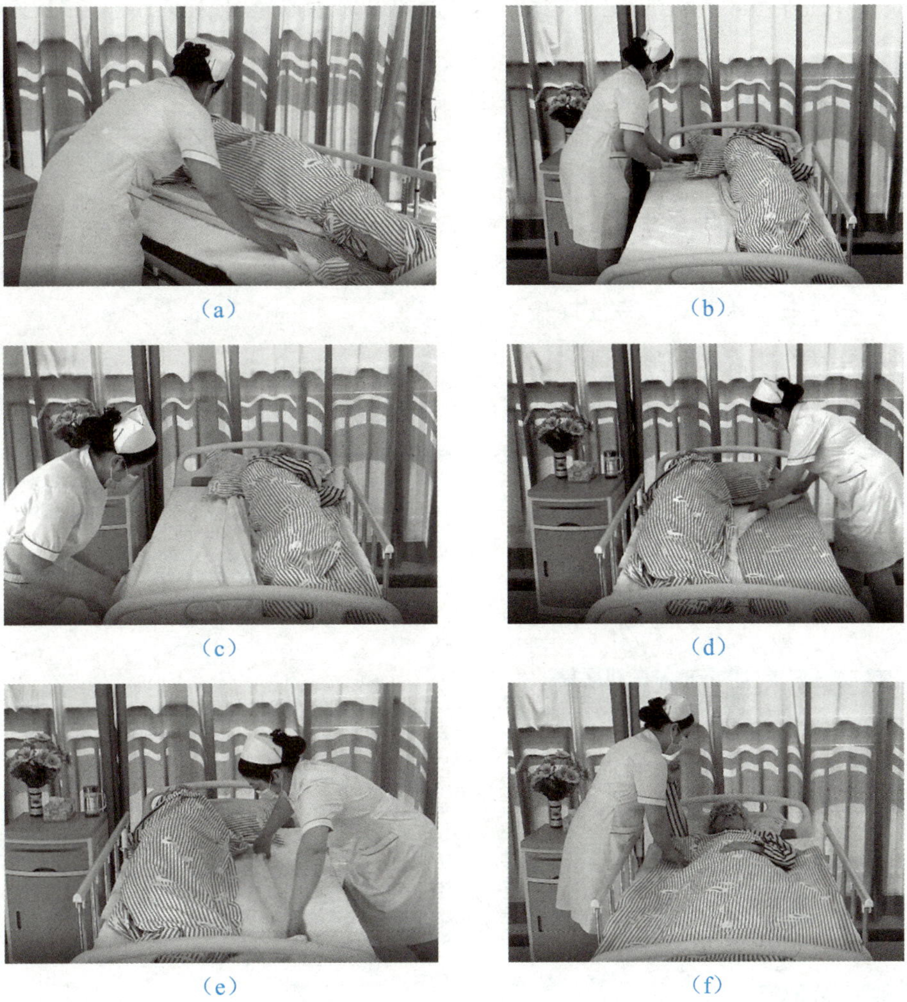

（a）　（b）

（c）　（d）

（e）　（f）

图 4-13　为卧床老年人更换床单

2．更换被罩

（1）将盖在老年人身上的被子展开。

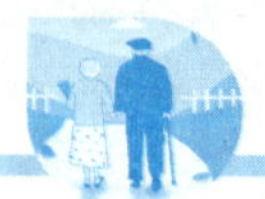

（2）打开被罩的开口，取出被芯，放置于床尾（此时被罩仍盖在老年人的身上）。

（3）取干净的被罩置于污被罩上，将被罩中线对准床中线。

（4）打开干净被罩的开口，放入被芯，使被芯的四个角与被罩的四个角完全重合。

（5）从床头至床尾撤去污被罩，并将其置于污衣袋中。

（6）将被子两侧和被尾向内折。

3．更换枕套

（1）一只手托起老年人的头部，另一只手撤出枕头。

（2）将枕芯从枕套中取出，并将枕套放入污衣袋。

（3）取干净的枕套，并将枕芯套入其中。

（4）一只手托起老年人的头部，另一只手将枕头放置在老年人头部下方的适宜位置。

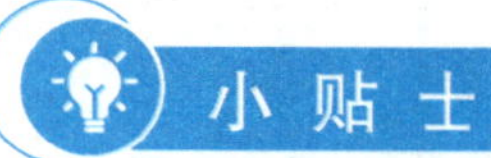

小贴士

护理员为卧床老年人更换床上用品时，有以下注意事项：

（1）协助老年人翻身时，应拉起护栏，以免其坠床。

（2）更换被罩时，要避免遮住老年人的口鼻。

（3）套好干净被罩后，应立即撤去污被罩。

（4）套好的枕头应四角饱满。

（5）操作过程中，不要过多地暴露老年人的身体，以免其着凉。

（三）服务后

（1）将扫床车、床刷放回原处备用。

（2）将换下来的床单、被罩、枕套清洗干净，晾干备用。

三、对老年人进行床旁隔离

床旁隔离是对胃肠道传染病人采取的一种以病床为隔离区域的临时隔离方法。护理员对老年人进行床旁隔离的操作流程如下。

（一）服务前

（1）准备隔离标志、手消毒剂、一次性橡胶手套、口罩等，必要时准备隔离服。

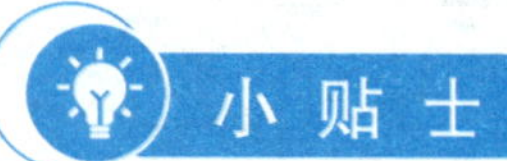

小贴士

隔离标志是指在隔离区周边，用以警示医护人员、患者及来访者必须严格遵守隔离规章制度的图案或文字。

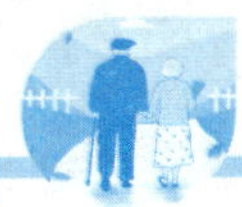

（2）护理员衣着整洁，戴好手套和口罩。

（3）耐心为老年人讲解床旁隔离的原因和目的，以消除老年人的恐惧心理，取得老年人的配合。

（二）服务中

1．调整房间布局

将老年人的床单位安置在房间一角，床间距应大于 1.5 米，若小于 1.5 米，应使用屏风隔开。若老年人独居，则该房间暂停接收其他老年人入住。

2．悬挂或粘贴标志

在老年人的房门上和床头悬挂隔离标志。在体温计、听诊器、血压计、便盆等物品上粘贴隔离标志，并放在指定地点，专人专用。

3．实施隔离

护理员照料被隔离的老年人时，应戴好口罩和手套，必要时穿隔离服。护理员应先为其他老年人提供生活照料，最后照料被隔离的老年人。照料完被隔离的老年人后，应及时脱去手套，对双手进行消毒。

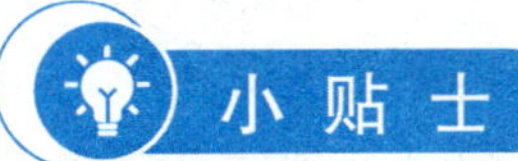

护理员对老年人进行床旁隔离时，应避免被隔离的老年人与其他老年人接触。此外，要尊重被隔离的老年人，并为其提供必要的心理支持。

四、对老年人居室进行终末消毒

终末消毒是指老年人痊愈、死亡或离开后，对老年人居住过的居室及室内物品进行彻底消毒，目的是完全消除外环境中的病原体。

进行终末消毒时，护理员应根据环境污染程度和卫生等级要求，对不同物品使用不同的消毒方法，具体流程如下：

（1）打开柜门、抽屉，收集居室内的各类垃圾并使用相应的垃圾袋装好、密封，放在指定地点。

（2）若老年人患的是非呼吸道传染性疾病，护理员对居室进行通风换气即可；若老年人患的是呼吸道传染性疾病，护理员应采用紫外线消毒法和熏蒸法对居室空气进行消毒。

（3）地面、墙面、家具表面有明显污染的，去除可见的污染物后，应在室内喷洒消毒剂，并用消毒剂浸润过的拖把、抹布进行擦拭。

（4）将老年人使用过的床单、被罩、枕套用稀释过的消毒剂浸泡洗净后，放在阳光下暴晒；将床垫、被芯、枕芯等床上用品直接放在阳光下暴晒 6 小时以上。

（5）将老年人使用过的餐具、水杯用高压蒸汽消毒法、煮沸消毒法等方式进行消毒，将老年人的便器刷洗干净后用一定浓度的消毒剂浸泡。

（6）将体温计浸泡于浓度为75%的酒精溶液内30分钟；将血压计用消毒剂擦拭干净后浸泡于含氯消毒剂内10～30分钟；将其他医疗用具按照物品材质（如金属、橡胶、玻璃等）采用不同的消毒方法进行消毒。

任务实施

为钱奶奶更换床上用品

【任务背景】

钱奶奶今年88岁，下肢瘫痪，长期卧床。一天，钱奶奶喝水时，不小心把水洒到了被子和床单上。

【实施流程】

（1）学生自由分组，每组两人。

（2）小组成员一人扮演钱奶奶，另一人扮演护理员，进行情景演练。演练内容包括：为钱奶奶更换床上用品。

（3）以小组为单位，在课上进行演练，主讲教师点评，并填写如表4-4所示的任务实施评价表。

表4-4　任务实施评价表

评分要点	具体要求	总分	得分
基本礼仪	① 衣着整洁，精神饱满 ② 谈吐文雅，举止得体	20	
职业道德	① 爱岗敬业，把为老年人提供优质服务作为第一要务 ② 敬老爱老，在操作过程中充分尊重老年人	20	
专业技能	① 操作规范，遵守操作流程 ② 思路清晰，动作熟练、连贯 ③ 在操作过程中注意保持良好的卫生习惯 ④ 在操作过程中具备安全意识，圆满完成任务	50	
应急处理	对任务实施过程中出现的意外情况，能迅速地进行分析并妥善处理	10	

项目自评

1. 填空题

（1）护理员在为老年人擦拭口腔时，应叮嘱老年人牙齿咬合，右手持止血钳夹紧棉球，由________至________分别纵向擦拭牙齿外侧面。

（2）护理员在为老年人修剪指（趾）甲时，应注意将指甲剪成________形，将趾甲剪成________形。

（3）____________是指用金属或塑料等材料制成的人工牙齿。

（4）____________是指老年人痊愈、死亡或离开后，对老年人居住过的居室及室内物品进行彻底消毒，目的是完全消除外环境中的病原体。

2. 单项选择题

（1）护理员应使用（　　）的温水为老年人洗头。

A. 30～35℃　　B. 35～40℃

C. 40～45℃　　D. 45℃以上

（2）护理员应按照（　　）的顺序为老年人剃胡须。

A. 从左至右、从上至下　　B. 从右至左、从下至上

C. 从右至左、从上至下　　D. 从左至右、从下至上

（3）护理员用床刷扫床时，应注意每一刷要覆盖前一刷的（　　）。

A. 1/2　　B. 1/5

C. 1/4　　D. 1/3

（4）对老年人进行床旁隔离时，床间距应该大于（　　）米。

A. 1.2　　B. 1.5

C. 0.8　　D. 2.2

3. 简答题

（1）简述为生活无法自理的老年人擦拭口腔的步骤。

（2）如何对老年人进行床旁隔离？

学习成果评价

请进行学习成果评价，并将评价结果填入表 4-5 中。

表 4-5　学习成果评价表

<table>
<tr><td>班级</td><td></td><td>组号</td><td></td><td>日期</td><td></td></tr>
<tr><td>姓名</td><td></td><td>学号</td><td></td><td>主讲教师</td><td></td></tr>
<tr><td>项目名称</td><td colspan="5">老年人穿着照料</td></tr>
<tr><td>评价项目</td><td colspan="3">评价内容</td><td>满分</td><td>评分</td></tr>
<tr><td rowspan="16">实践技能
80%</td><td colspan="3">能够协助老年人漱口</td><td>5</td><td></td></tr>
<tr><td colspan="3">能够协助老年人刷牙</td><td>5</td><td></td></tr>
<tr><td colspan="3">能够为老年人擦拭口腔</td><td>5</td><td></td></tr>
<tr><td colspan="3">能够为老年人清洗义齿</td><td>5</td><td></td></tr>
<tr><td colspan="3">能够为老年人洗头</td><td>5</td><td></td></tr>
<tr><td colspan="3">能够为老年人剃胡须</td><td>5</td><td></td></tr>
<tr><td colspan="3">能够为老年人洗脸</td><td>5</td><td></td></tr>
<tr><td colspan="3">能够为老年人修剪指（趾）甲</td><td>5</td><td></td></tr>
<tr><td colspan="3">能够为老年人洗脚</td><td>5</td><td></td></tr>
<tr><td colspan="3">能够协助老年人淋浴</td><td>5</td><td></td></tr>
<tr><td colspan="3">能够为老年人擦浴</td><td>5</td><td></td></tr>
<tr><td colspan="3">能够使用洗澡床为老年人洗澡</td><td>5</td><td></td></tr>
<tr><td colspan="3">能够为老年人整理床单位</td><td>5</td><td></td></tr>
<tr><td colspan="3">能够为老年人更换床上用品</td><td>5</td><td></td></tr>
<tr><td colspan="3">能够对老年人进行床旁隔离</td><td>5</td><td></td></tr>
<tr><td colspan="3">能够对老年人居室进行终末消毒</td><td>5</td><td></td></tr>
<tr><td rowspan="4">综合素养
20%</td><td colspan="3">具备良好的学习态度，能积极参与教学活动，主动学习、思考、讨论</td><td>5</td><td></td></tr>
<tr><td colspan="3">树立服务第一的理念，以满足老年人的实际需求为出发点，为老年人提供真诚、细致、周到的服务</td><td>5</td><td></td></tr>
<tr><td colspan="3">积极弘扬尊老敬老的中华民族传统美德，勇于承担爱老助老的社会责任</td><td>5</td><td></td></tr>
<tr><td colspan="3">增强对养老护理行业的信心，自觉投身养老护理行业，努力成长为有理想、有责任、有担当的“青春养老人”</td><td>5</td><td></td></tr>
<tr><td colspan="4">合计</td><td>100</td><td></td></tr>
<tr><td>自我评价</td><td colspan="5"></td></tr>
<tr><td>教师评价</td><td colspan="5"></td></tr>
</table>

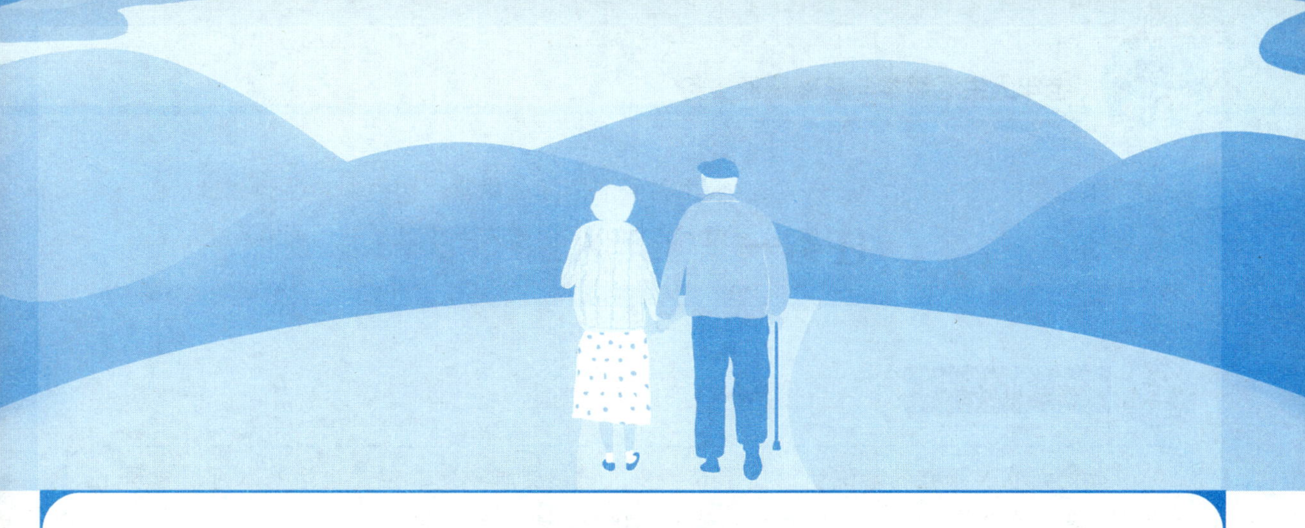

项目五
老年人排泄照料

项目引言

正常排泄是维持生命的必要条件。随着年龄的增长，老年人的机体调节功能逐渐减弱，自理能力下降，或者由疾病导致排泄功能异常，严重损害了老年人的身心健康。护理员应掌握老年人排泄照料的相关知识和操作技能，以提高老年人的生活质量，维护老年人的身心健康。

知识目标

- 了解老年人的排泄特点。
- 熟悉评估老年人是否需要排泄照料的方法。
- 掌握为老年人营造安全的如厕环境的方法。
- 掌握协助老年人如厕、使用移动式坐便器排便的操作流程。
- 掌握协助卧床老年人如厕的操作流程。
- 掌握开塞露通便法和人工取便法的操作流程。
- 掌握为二便失禁老年人更换尿垫和纸尿裤的操作流程。

素质目标

- 能够客观、理性地认识自己将来的就职方向和工作性质，强化奉献意识。
- 树立科技养老的理念，能够借助智能设备提高护理效率。

任务一　老年人如厕照料

情景导入

赵奶奶在夕阳红养老院已经住了 6 年多，虽然腿脚不便，但是生活基本可以自理，加上不服老的心理，李悦每次要协助她大小便时，都被她拒绝。

前天傍晚，赵奶奶像往常一样准备如厕，她感觉天色不是很晚，所以就没有打开卫生间的灯，结果不慎滑倒。李悦闻声赶来，并立即通知值班医护人员。经医护人员检查，赵奶奶虽没有骨折，但由于腹部软组织损伤，仍需卧床休息。

今天早上，李悦照料赵奶奶用完早餐后发现赵奶奶神情痛苦、面色发白，经过询问后得知赵奶奶有便意。

思考：

（1）赵奶奶为什么会滑倒？如何为老年人营造安全的如厕环境？

（2）如果你是李悦，你会如何协助赵奶奶如厕？

一、老年人的排泄特点

排泄是指人体把新陈代谢产生的废物排出体外的过程。人体的排泄途径有皮肤排泄、呼吸道排泄、消化道排泄、泌尿道排泄，其中消化道排泄和泌尿道排泄是两种主要的排泄途径，即排便和排尿。随着年龄的增长，老年人在排泄方面呈现出以下特点。

（一）便秘和便失禁增多

老年人的消化功能逐渐减退，各种消化液分泌减少，肠道蠕动减慢，造成排便动力缺乏，加之老年人胃结肠反射减弱，直肠敏感性下降，因此，老年人十分容易出现便秘的问题。

此外，老年人的肛门内、外括约肌的张力下降，容易出现大便失禁情况，即排便不受意识控制，大便不自主排出的现象。

（二）夜尿和尿失禁增多

老年人的膀胱容量减少，加上夜间平卧后肾小球滤过率增加，使得原尿增多，进而增加夜间排尿次数。

尿失禁是指膀胱不能维持其控制排尿的功能，尿液不自主流出的现象。老年人常因前列腺增生、尿道括约肌老化或泌尿系统炎症而出现尿失禁情况。

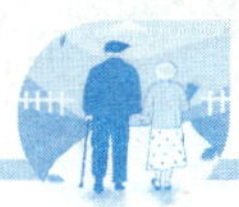

二、评估老年人是否需要排泄照料的方法

一般来说，护理员可以通过老年人自主排便能力、行动能力和是否患有疾病或长期服用药物三个方面来评估老年人是否需要排泄照料。

（一）自主排便能力

能否自主控制排便时间和地点，是老年人自主排便能力的重要判断标准。如果老年人不分时间、场合进行排便或者需要帮助才能排便，那么老年人可能已经失去了自主排便能力。当老年人的自主排便能力减弱或丧失时，护理员应适当地为其提供排泄照料。

（二）行动能力

随着年龄的增长，老年人的身体机能逐渐衰退，一些老年人或因病卧床不起，或行走缓慢，这些情况极大地限制了老年人的生活自理能力，使得他们无法独立完成排便或无法快速到达卫生间排便。因此，这些老年人需要护理员的排泄照料，包括为其更换尿垫或纸尿裤、帮助其在床上排便或协助其去卫生间排便等。

（三）是否患有疾病或长期服用药物

患有肠梗阻、幽门梗阻、阴道炎、前列腺炎等疾病的老年人，可能会出现便秘、尿急、尿痛等问题。此外，如果老年人长期服用抗抑郁药、含钙的抗酸剂、利尿剂等，也会引起排便困难。因此，护理员应加强对这类老年人的巡视，并提供适宜的排泄照料。

三、为老年人营造安全的如厕环境

护理员为老年人营造安全的如厕环境，应做到以下几点。

（一）整理卫生间

卫生间的空间不宜太小，应至少能轻松容纳两个人或者能满足轮椅回旋所需的空间。如果空间过小，护理员在照料老年人如厕时容易与老年人发生碰撞，造成老年人身体损伤；如果轮椅回旋困难，会给护理员的工作带来不便。护理员在照料老年人如厕前，应对卫生间内的物品进行整理，以留出足够的空间。

（二）开启灯光

随着年龄的增长，老年人的视觉功能逐渐退化，突然进入黑暗或过于明亮的环境时，会出现视物不清或眩晕的情况。因此，护理员协助老年人如厕时，应开启亮度足够但不刺眼的灯光。

（三）做好防滑措施

护理员应确保卫生间地面干燥，以免老年人摔倒。若老年人能自主如厕，护理员应确保坐便器旁边的扶手干燥，以方便老年人起身。此外，护理员应在盥洗池下面铺好防滑垫，以免老年人洗手时弄湿地面导致摔倒。

（四）选择合适的坐便器

护理员应根据老年人的身体状况为其选择合适的坐便器。例如，对于膝关节活动不方便的老年人，可为其选择安装有可升降坐便架（图 5-1）或增高器（图 5-2）的坐便器。

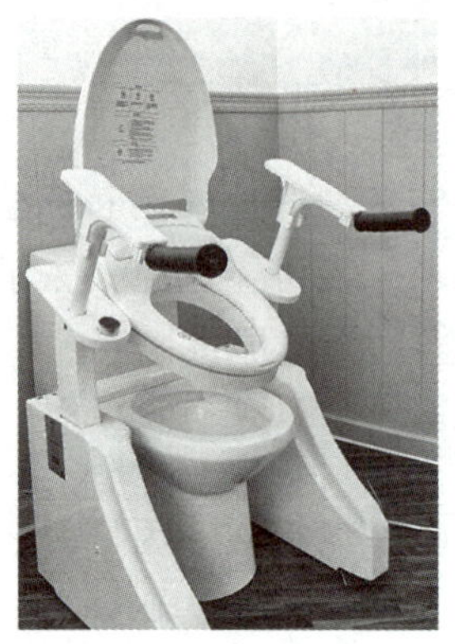

图 5-1　可升降坐便架

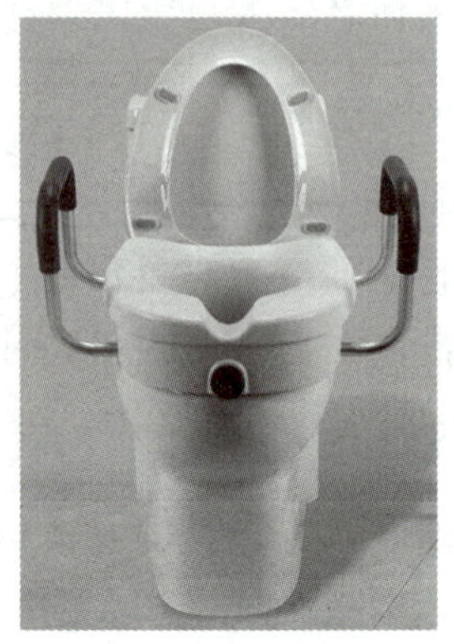

图 5-2　增高器

四、协助老年人如厕

（一）服务前

（1）保持室内温湿度适宜，无异味，地面干燥。

（2）护理员衣着整洁，洗净双手。

（3）询问老年人是否有便意，确认老年人有便意后，协助老年人如厕。

（二）服务中

（1）搀扶或用轮椅推老年人进入卫生间。

（2）协助老年人背向坐便器站立，叮嘱老年人抓紧坐便器旁边的扶手；一只手扶稳老年人，另一只手协助老年人（或由老年人自己）脱下裤子。

（3）协助老年人在坐便器上坐稳，叮嘱老年人双手扶稳扶手进行排便。

（4）老年人排便结束后，鼓励老年人自己擦净肛门。若老年人需要协助，护理员应叮嘱老年人扶稳扶手，身体前倾，微微抬起臀部，为老年人擦净肛门。

（5）协助老年人站立，并为老年人（或由老年人自己）穿好裤子。

（6）观察老年人的大便有无异常，并冲水。

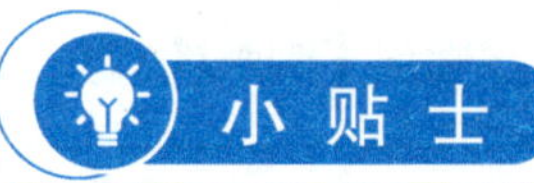

护理员在协助老年人坐下和起身时，动作应轻缓，以免老年人眩晕。此外，应将卫生纸放在老年人伸手就可以拿取的位置。

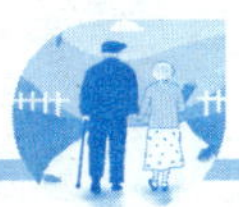

（三）服务后

（1）协助老年人洗手，搀扶或用轮椅推老年人离开卫生间。

（2）打开窗户通风或开启通风设备，待卫生间无异味后再关闭。

（3）洗净双手，并做好记录。

五、协助老年人使用移动式坐便器排便

如果卫生间不能同时容纳护理员和老年人，老年人夜间如厕不方便，或老年人的床距离卫生间较远，护理员可以协助老年人使用移动式坐便器（图 5-3）在房间内排便。

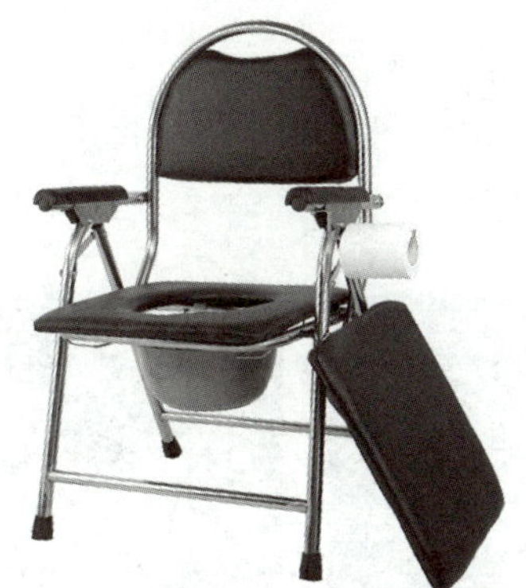

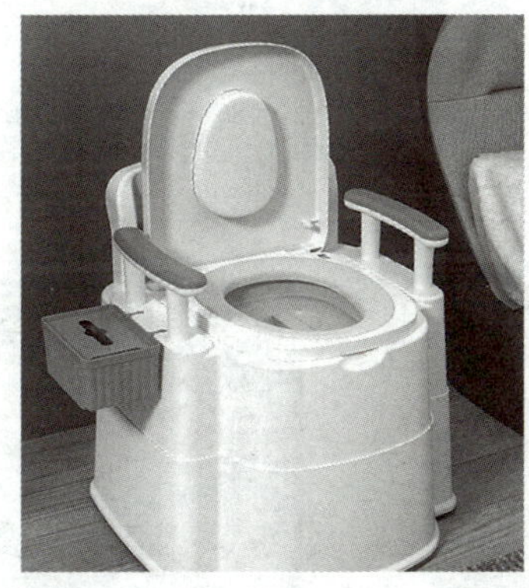

图 5-3　移动式坐便器

（一）服务前

（1）保持室内温湿度适宜，无异味。

（2）准备卫生纸、移动式坐便器。

（3）护理员衣着整洁，关闭门窗或拉开屏风遮挡。

（4）询问老年人是否有便意，确认老年人有便意后，协助老年人使用移动式坐便器排便。

（二）服务中

（1）将移动式坐便器放在老年人床边，打开便器盖。

（2）协助老年人下床站稳，为老年人（或由老年人自己）脱去裤子，协助老年人在移动式坐便器上坐稳，叮嘱老年人双手扶稳扶手进行排便。

（3）老年人排便结束后，鼓励老年人自己擦净肛门。若老年人需要协助，则护理员应叮嘱老年人扶稳扶手，身体前倾，微微抬起臀部，为老年人擦净肛门。

（4）协助老年人站立，并为老年人（或由老年人自己）穿好裤子。

（三）服务后

（1）协助老年人洗净双手，回到床上。

（2）打开窗户通风或开启通风设备，待房间内无异味后再关闭。

（3）将移动式坐便器的便盆拿到卫生间，倒掉排泄物，刷洗干净并消毒后，将便盆重新装好，盖好便器盖。

（4）将移动式坐便器放回原处，洗净双手。

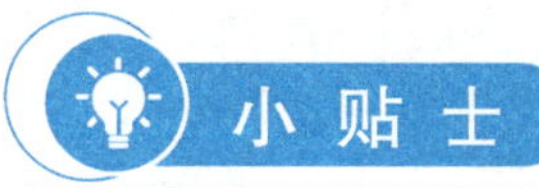

若多人同居一室，护理员在协助老年人使用移动式坐便器前，应使用屏风遮挡。

六、协助卧床老年人如厕

对于长期卧床的老年人，护理员可使用便盆（图 5-4）或尿壶（图 5-5）协助其在床上完成排便、排尿。

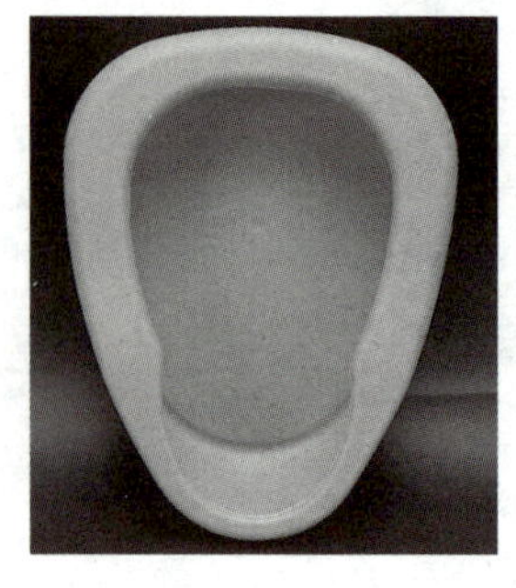

图 5-4　便盆

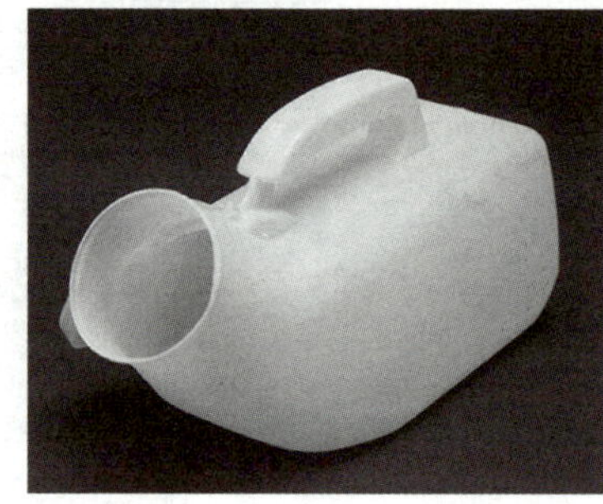

男用尿壶

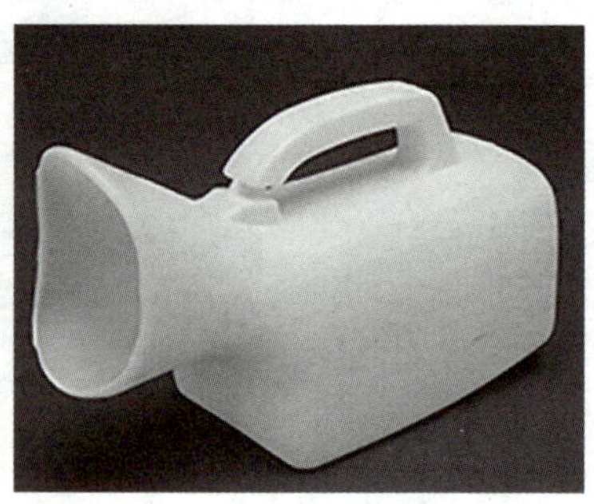

女用尿壶

图 5-5　尿壶

（一）协助卧床老年人排便

如何协助卧床老年人使用便盆排便

1. 服务前

（1）保持室内温湿度适宜。

（2）准备清洁的便盆、卫生纸、一次性护理垫等。

（3）护理员衣着整洁，戴好口罩，关闭门窗或拉开屏风遮挡。

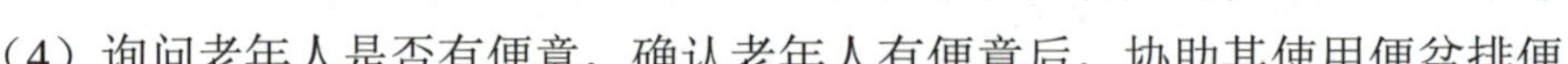

（4）询问老年人是否有便意，确认老年人有便意后，协助其使用便盆排便。

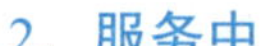

2. 服务中

（1）放下近侧护栏，掀开被子，协助老年人将裤子脱至膝部。

（2）叮嘱老年人屈膝抬臀，一只手托住老年人的腰部，另一只手依次将一次性护理垫、便盆放置在老年人臀下（便盆窄口处朝向老年人的足部）。

（3）询问老年人的感受并将便盆调整至合适的位置后，在老年人会阴上方覆盖一次性护理垫，并为其盖好被子。

（4）老年人排便结束后，掀开被子，撤去覆盖在会阴上方的一次性护理垫。

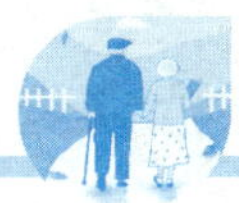

（5）一只手扶稳便盆，另一只手协助老年人侧卧，取出便盆放于地上。

（6）为老年人擦净肛门。

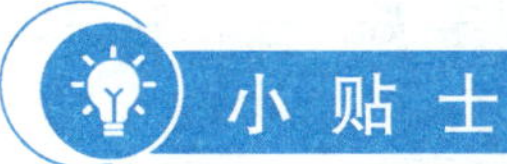

护理员协助卧床老年人排便时，有以下注意事项：

（1）不可长时间暴露老年人的身体，以免其着凉。

（2）放置便盆时，动作应轻柔，不可硬塞，以免弄伤老年人。

（3）冬季使用便盆时，应先在便盆中倒入温水，待便盆升温后，将水倒出，再给老年人使用。

3. 服务后

（1）撤去一次性护理垫，协助老年人穿好裤子，取舒适的卧位，为老年人盖好被子，整理床单位。

（2）观察粪便，如有异常，做好记录并及时告知医护人员或家属。

（3）倒掉排泄物，将便盆刷洗干净后消毒，晾干备用。

（4）洗净双手，开窗通风。

（二）协助卧床老年人排尿

1. 服务前

（1）保持室内温湿度适宜。

（2）准备清洁的尿壶、卫生纸、一次性护理垫等。

（3）护理员衣着整洁，戴好口罩，关闭门窗或拉开屏风遮挡。

（4）询问老年人是否有尿意，确认老年人有尿意后，协助其使用尿壶排尿。

2. 服务中

（1）老年女性

① 协助老年人仰卧，掀开被子，将老年人的裤子脱至膝部。

② 叮嘱老年人屈膝抬臀，一只手托住老年人的腰部，另一只手将一次性护理垫垫于老年人的臀下。

③ 叮嘱老年人屈膝，张开双腿，手持尿壶，将尿壶的开口紧贴老年人的会阴，固定尿壶，接取尿液，并为老年人盖好被子。

④ 老年人排尿结束后，掀开被子，撤去尿壶。

⑤ 用卫生纸擦干老年人的会阴，并撤去一次性护理垫。

（2）老年男性

① 协助老年人仰卧（或侧卧），掀开被子，解开裤扣，暴露阴茎。

② 手持尿壶，将阴茎插入尿壶口，固定尿壶，接取尿液，并为老年人盖好被子。

③ 老年人排尿结束后，掀开被子，撤去尿壶。

3. 服务后

（1）协助老年人穿好裤子或扣好裤扣，取舒适的卧位，为老年人盖好被子，整理床单位。

（2）持尿壶进入洗手间，倾倒尿液，同时仔细观察尿液，若有异常及时记录，并告知医护人员或家属。

（3）用刷子在流动的水下刷洗尿壶内壁，将尿壶外表面冲洗干净，然后将尿壶口朝下放置，控干水分后放回原处备用。

（4）洗净双手，开窗通风。

任务实施

协助张爷爷如厕

【任务背景】

张爷爷今年 76 岁，左腿不灵活，且患有夜盲症，一到晚上，就看不清周围环境。

【实施流程】

（1）学生自由分组，每组两人。

（2）小组成员一人扮演张爷爷，另一人扮演护理员，进行情景演练。演练内容包括：白天协助张爷爷正常如厕，晚上协助张爷爷使用移动式坐便器排便。

（3）以小组为单位，在课上进行演练，主讲教师点评，并填写如表 5-1 所示的任务实施评价表。

表 5-1　任务实施评价表

评分要点	具体要求	总分	得分
基本礼仪	① 衣着整洁，精神饱满 ② 谈吐文雅，举止得体	20	
职业道德	① 爱岗敬业，把为老年人提供优质服务作为第一要务 ② 敬老爱老，在操作过程中充分尊重老年人	20	
专业技能	① 操作规范，遵守操作流程 ② 思路清晰，动作熟练、连贯 ③ 在操作过程中注意保持良好的卫生习惯 ④ 在操作过程中具备安全意识，圆满完成任务	50	
应急处理	对任务实施过程中出现的意外情况，能迅速地进行分析并妥善处理	10	

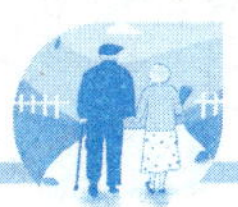

任务二　老年人异常排泄照料

情景导入

程爷爷脑卒中偏瘫卧床已有半年多，一个月前他开始便秘，用药后也没有明显缓解。后来程爷爷的肚子鼓得很大，非常难受。看着程爷爷躺在床上痛苦不堪，李悦当即决定用手帮他抠出粪便。他俯下身来，一边轻声跟程爷爷聊天，一边用戴着手套的食指在肛门内轻轻按揉，使粪便易于排出。“程爷爷，您不要紧张，我帮您掏出来就舒服了。”经过半个小时的努力，李悦一点一点地把干结的大便从程爷爷的肛门里抠了出来。

思考：

改善老年人便秘的方法有哪些？李悦用了什么方法？

一、便秘老年人的照料

便秘是指排便次数减少（每周少于三次）、排便不畅、粪便量少且坚硬的现象。老年人的便秘发病率较高，约有三分之一的老年人患有不同程度的便秘，生活质量受到严重影响。

改善老年人便秘的方法有改变饮食结构（如多吃粗粮和蔬菜）、养成定时排便习惯、增加运动、口服泻药、使用开塞露通便法和人工取便法等。下面主要介绍开塞露通便法和人工取便法的具体操作流程。

（一）开塞露通便法

1. 服务前

（1）保持室内温湿度适宜。

（2）准备开塞露、卫生纸、一次性护理垫等。

（3）护理员衣着整洁，戴好口罩和手套，关闭门窗或拉开屏风遮挡。

（4）告知老年人将使用开塞露为其通便，以取得老年人的配合。

2. 服务中

（1）摆放体位

① 在床上适宜位置铺好一次性护理垫。

② 为老年人（或由老年人自己）脱下裤子至大腿部，暴露其臀部。

③ 协助老年人背向护理员取左侧卧位，臀部靠近床边且位于护理垫上。

（2）肛注开塞露

① 取下开塞露的盖子后，左手持卫生纸分开老年人的臀部，暴露肛门，右手轻捏开塞

露球部，挤出少量药液，润滑开塞露细管部分和肛门。

② 将开塞露细管部分插入肛门，并将药液全部挤入直肠内。

③ 右手撤去开塞露的外壳，左手持卫生纸按压肛门几分钟。

④ 叮嘱老年人保持体位 5～10 分钟，待老年人有明显便意时，及时协助老年人如厕。

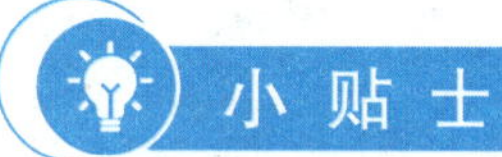

护理员使用开塞露通便法帮助老年人排便时，有以下注意事项：

（1）应确保产品在有效期内且密封性良好。

（2）应确保老年人的臀部位于护理垫上。

（3）禁止对过敏体质的老年人私自使用开塞露。

（4）若老年人患有痔疮，护理员应充分润滑后再操作，且操作过程中动作应轻柔。

（5）应叮嘱老年人尽可能使药液在体内多保留一段时间。

3. 服务后

（1）将开塞露外壳、卫生纸、一次性护理垫等垃圾放入垃圾桶内。

（2）洗净双手，整理床单位，开窗通风。

（3）记录开塞露的使用时间和使用量、老年人的排便次数和排便量。

（二）人工取便法

人工取便法是指用手指取出滞留在直肠内粪便的方法。若老年人患有顽固性便秘，且使用各种通便方法仍无法排出粪便，护理员可采用人工取便法为其解除便秘困扰。

护理员使用人工取便法帮助老年人通便的操作流程如下。

1. 服务前

如何使用人工取便法

（1）保持室内温湿度适宜。

（2）准备一次性护理垫、便盆、一次性无菌医用手套、润滑液、卫生纸、盆、毛巾等。

（3）护理员衣着整洁，戴好口罩，关闭门窗或拉开屏风遮挡。

（4）提醒老年人准备人工取便，以取得老年人的配合。

2. 服务中

（1）摆放体位

① 在床上适宜位置铺好一次性护理垫。

② 为老年人（或由老年人自己）脱下裤子至大腿部，暴露臀部。

③ 协助老年人背向护理员取左侧卧位，臀部靠近床边且位于一次性护理垫上。

④ 将便盆放在臀部旁的一次性护理垫上。

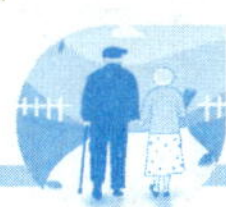

（2）人工取便

① 戴好一次性无菌医用手套，在右手食指上涂抹润滑液。

② 用左手分开老年人的臀部，暴露肛门；用右手食指轻轻按压肛门边缘，叮嘱老年人深呼吸，待肛门松弛后缓慢地将食指滑入直肠。

③ 由浅入深地将可触及的粪便沿着直肠内壁一侧轻轻掏出，放入便盆中。

④ 取便结束后脱去手套，用卫生纸擦净老年人的肛门。

⑤ 在盆中倒入适量温水，用毛巾擦洗肛门后，拧干毛巾热敷肛门处并轻轻按摩，以减轻肛门周围的疼痛感。

小贴士

护理员为老年人人工取便时，有以下注意事项：

（1）操作前应修剪指甲，以免划伤老年人的肛门或直肠黏膜。

（2）操作前，应评估老年人的健康状况，仔细询问和观察老年人有无痔疮、肛裂等情况；操作时，动作应轻柔。

（3）不能使用任何器械取便。

（4）若粪块较大，可用手指将粪块捣碎后，再慢慢掏出。

（5）操作过程中，应随时观察老年人的反应，如出现面色苍白、出冷汗等情况，应立即停止操作，必要时告知医护人员。

3．服务后

（1）撤下用品，协助老年人（或由老年人自己）穿好裤子，并整理床单位。

（2）观察并记录老年人的粪便情况，如有异常及时向医护人员报告。

（3）倾倒、冲洗便盆后，对其进行消毒，晾干备用。

（4）洗净双手，开窗通风。

二、二便失禁老年人的照料

二便失禁包括大便失禁和小便失禁。随着年龄的增长，老年人的肛门、膀胱等器官的功能逐渐衰退，对粪便、尿液排出的控制能力变弱甚至丧失。对于二便失禁老年人，若护理不当，易导致其肛周、臀部、会阴和大腿内侧的皮肤破损，增加感染的风险。因此，护理员应加强对二便失禁老年人的照料，及时为其更换尿垫或纸尿裤。

（一）更换尿垫

1．服务前

（1）保持室内温湿度适宜。

（2）准备一次性尿垫、盆、湿纸巾、毛巾、干净衣物等。

（3）护理员衣着整洁，戴好口罩，关闭门窗或拉开屏风遮挡。

（4）提醒老年人准备更换尿垫，以取得老年人的配合。

2．服务中

（1）放下近侧护栏，并检查对侧护栏是否拉起且牢固。

（2）掀开被子，双手分别扶住老年人的肩部、髋部，翻转老年人的身体，使老年人背向护理员侧卧。

（3）将老年人身下的污尿垫向上反折，垫于老年人的臀下。

（4）戴上手套，叮嘱老年人抬臀，脱去脏衣物，用湿纸巾将老年人身上的污物清理干净。

（5）在盆中倒入温水，用毛巾擦净老年人的身体。

（6）取一次性尿垫，将其一半平铺于床上，另一半卷至老年人身后；翻转老年人身体，使其平卧，撤去污尿垫，将清洁的尿垫拉至平整。

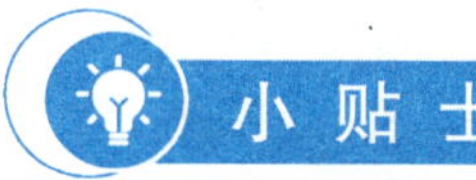

护理员应每隔两小时查看一次尿垫的浸湿情况，并及时更换；为老年人更换尿垫时，应关闭门窗，以保护老年人的隐私，避免老年人受凉。此外，应注意观察老年人会阴、臀部皮肤，发现异常及时报告给医护人员或家属。

3．服务后

（1）为老年人穿好干净衣物，盖好被子，整理床单位。

（2）洗净盆、毛巾、脏衣物，晾干备用。

（3）洗净双手，开窗通风。

（二）更换纸尿裤

如何为老年人更换纸尿裤

纸尿裤分为腰贴型纸尿裤和裤型纸尿裤两种。下面以腰贴型纸尿裤为例，讲解护理员为老年人更换纸尿裤的操作流程。

1．服务前

（1）保持室内环境整洁，温湿度适宜。

（2）准备卫生纸、湿纸巾、一次性护理垫、纸尿裤、盆、温水、毛巾等。

（3）关闭门窗或拉开屏风遮挡。

（4）护理员衣着整洁，戴好口罩和手套。

（5）提醒老年人准备更换纸尿裤，以取得老年人的配合。

2．服务中

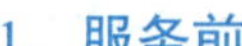

（1）在床上适宜位置垫上一次性护理垫，并协助老年人平躺，使其臀部位于一次性护

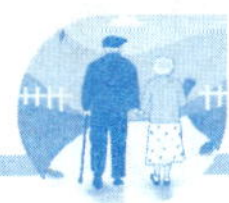

理垫正上方，帮助老年人脱下裤子。

（2）撕开被污染的纸尿裤两侧的胶贴，将纸尿裤的前片从两腿间向后折。

（3）协助老年人背向护理员侧卧，将被污染的纸尿裤向内反折，垫于老年人的臀下，用湿纸巾、卫生纸擦净老年人身体上的污物后，撤去被污染的纸尿裤。

（4）在盆中倒入温水，用温热湿毛巾擦拭老年人的身体至干净。

（5）展开干净的纸尿裤，将纸尿裤有胶贴的一端朝老年人的脊柱方向、另一端朝老年人的大腿方向平铺，调整纸尿裤的中心，将其对准老年人的臀部中心。

（6）协助老年人平卧，叮嘱老年人略张开双腿，从老年人大腿间拉出纸尿裤，从两腿向上兜起纸尿裤，将纸尿裤的前片向两侧拉紧，撕开纸尿裤后侧胶贴，使其粘贴在前片的可粘贴区域。

（7）向外拉出大腿内侧的纸尿裤边缘部分，确保腿部与纸尿裤充分贴合，无缝隙。

3．服务后

（1）协助老年人穿好裤子。

（2）撤去一次性护理垫，整理床单位。

（3）洗净盆、毛巾，晾干后备用。

（4）洗净双手，开窗通风。

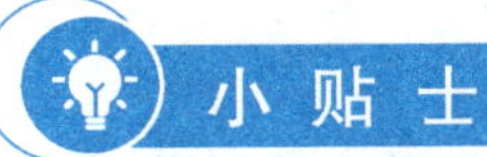

二便失禁老年人易因身体异味、炎症等问题，而产生焦虑、自卑等情绪。因此，护理员应充分尊重和理解老年人，不与他人谈论老年人的情况，且在护理过程中不能表现出厌恶的情绪。同时，要对老年人进行心理疏导，消除老年人的羞涩和焦虑的情绪，多安慰和鼓励老年人，帮助老年人恢复自信，积极配合治疗。

科技助老

大小便智能护理机器人解决护理难题

很多失能老人，特别是失禁老人，他们或由于无法像正常人一样生活，产生自卑、无能、罪恶等情绪而向他人大发脾气；或由于无法接受自己“失能”的事实，产生郁闷情绪而不愿与他人交流；或由于担心给照护者添麻烦，而刻意减少食量来控制排便次数，令人心疼……

在“智慧养老”的大势所趋下，一种针对失能老人的大小便智能护理机器人（图 5-6）应运而生。从外观上看，大小便智能护理机器人是由一个和小型行李箱差不多大小的主机和一根“吸管”构成。该机器人可以自动识别大小便并启动相应的工作程序，将排泄物自动抽走并除臭，然后进行温水冲洗、暖风烘干、消毒杀菌，解决了日常护理中气味大、难清洁、易感染等痛点，不仅能减轻失能老人的痛苦，降低护理人员的工作强度，同时还维护了失能老人的尊严，是传统护理模式的重大创新。

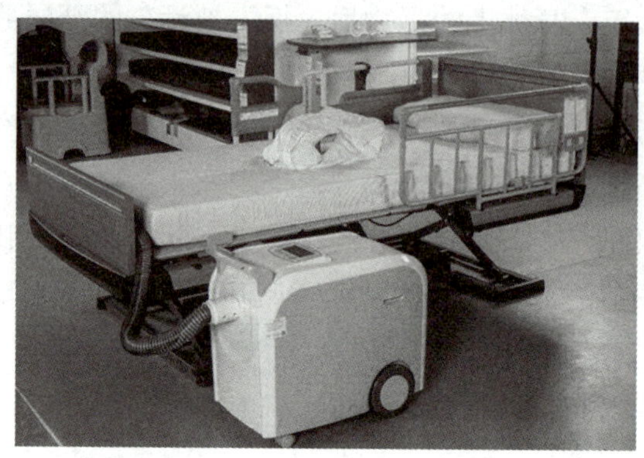

图 5-6　大小便智能护理机器人

资料来源：符畅，《智能护理机器人、升降汽车座椅……众多智慧养老产品亮相广州老博会》，羊城派，2022 年 8 月 26 日

三、尿潴留老年人的照料

尿潴留是指尿液在膀胱内积聚而不能排出的现象。临床表现为下腹胀痛、排尿困难等。尿潴留可引发肾功能受损，甚至导致肾功能衰竭。

对于尿潴留老年人，护理员应及时诱导其排尿，具体操作流程如下。

（一）服务前

（1）保持室内温湿度适宜。

（2）准备热水袋、尿壶、盆等。

（3）护理员衣着整洁，戴好口罩，关闭门窗或拉开屏风遮挡。

（4）提醒老年人准备进行诱导排尿，以取得老年人的配合。

（二）服务中

1．自理、半自理老年人

（1）将热水袋（水温在 50℃以内）放在老年人的下腹部，或直接用手按摩老年人的下腹部，刺激膀胱肌肉收缩，促进排尿。

（2）当老年人有尿意时，协助老年人进入卫生间，尝试排尿。

（3）若老年人仍排尿困难，护理员可打开水龙头，让老年人听流水声，或用温水冲洗老年人的会阴，诱导其排尿。

2．卧床老年人

（1）放下近侧护栏，并检查对侧护栏是否拉起且牢固。

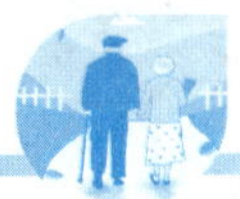

（2）掀开被子，协助老年人脱下裤子，暴露下腹部和会阴。

（3）用热水袋敷或用手按摩老年人的下腹部，当老年人有尿意时，用尿壶协助老年人排尿。若老年人仍排尿困难，可用盆盛适量温水后冲洗老年人的会阴或在旁边制造流水声，诱导其排尿。

（三）服务后

（1）对于卧床老年人，排尿结束后，用卫生纸擦干其会阴，协助其穿好裤子，盖好被子，整理床单位。

（2）撤去尿壶、盆等并洗净，晾干后备用。

（3）洗净双手，开窗通风。

任务实施

为吴爷爷更换纸尿裤

【任务背景】

吴爷爷今年 83 岁，长期卧床，生活不能自理，日常生活中穿戴纸尿裤。一天，护理员为吴爷爷检查纸尿裤时，发现其纸尿裤已经被污染。

【实施流程】

（1）学生自由分组，每组两人。

（2）小组成员一人扮演吴爷爷，另一人扮演护理员，进行情景演练。演练内容为：为吴爷爷更换纸尿裤。

（3）以小组为单位，在课上进行演练，主讲教师点评，并填写如表 5-2 所示的任务实施评价表。

表 5-2　任务实施评价表

评分要点	具体要求	总分	得分
基本礼仪	① 衣着整洁，精神饱满 ② 谈吐文雅，举止得体	20	
职业道德	① 爱岗敬业，把为老年人提供优质服务作为第一要务 ② 敬老爱老，在操作过程中充分尊重老年人	20	
专业技能	① 操作规范，遵守操作流程 ② 思路清晰，动作熟练、连贯 ③ 在操作过程中注意保持良好的卫生习惯 ④ 在操作过程中具备安全意识，圆满完成任务	50	
应急处理	对任务实施过程中出现的意外情况，能迅速地进行分析并妥善处理	10	

项目自评

1. 填空题

（1）____________是指人体把新陈代谢产生的废物排出体外的过程。

（2）能否自主控制排便____________和____________，是老年人自主排便能力的重要判断标准。

（3）便秘是指排便次数减少（每周少于三次）、__________、粪便量少且坚硬的现象。

（4）____________是指尿液在膀胱内积聚而不能排出的现象。

2. 单项选择题

（1）下列选项中，不需要排泄照料的是（　　）。

A. 长期卧床的老年人

B. 行走缓慢的老年人

C. 患有肠梗阻的老年人

D. 患有糖尿病的老年人

（2）若老年人膝关节活动不方便，护理员可为其选择安装有（　　）的马桶。

A. 坐便圈　　B. 马桶增高器

C. 马桶背托　　D. 阶梯式坐便凳

（3）若老年人患有顽固性便秘，且使用各种通便方法仍无法排出粪便，护理员可采用（　　）为其解除便秘困扰。

A. 腹部按摩　　B. 开塞露通便法

C. 人工取便法　　D. 灌肠术

3. 简答题

（1）简述老年人的排泄特点。

（2）如何为老年人营造安全的如厕环境？

学习成果评价

请进行学习成果评价，并将评价结果填入表 5-3 中。

表 5-3　学习成果评价表

<table>
<tr><td>班级</td><td></td><td>组号</td><td></td><td>日期</td><td></td></tr>
<tr><td>姓名</td><td></td><td>学号</td><td></td><td>主讲教师</td><td></td></tr>
<tr><td>项目名称</td><td colspan="5">老年人排泄照料</td></tr>
<tr><td>评价项目</td><td colspan="3">评价内容</td><td>满分</td><td>评分</td></tr>
<tr><td rowspan="2">理论知识
10%</td><td colspan="3">老年人的排泄特点</td><td>5</td><td></td></tr>
<tr><td colspan="3">评估老年人是否需要排泄照料的方法</td><td>5</td><td></td></tr>
<tr><td rowspan="7">实践技能
70%</td><td colspan="3">能够为老年人营造安全的如厕环境</td><td>10</td><td></td></tr>
<tr><td colspan="3">能够协助老年人如厕</td><td>10</td><td></td></tr>
<tr><td colspan="3">能够协助老年人使用移动式坐便器排便</td><td>10</td><td></td></tr>
<tr><td colspan="3">能够协助卧床老年人如厕</td><td>10</td><td></td></tr>
<tr><td colspan="3">能够使用开塞露通便法和人工取便法为便秘老年人通便</td><td>10</td><td></td></tr>
<tr><td colspan="3">能够为二便失禁老年人更换尿垫和纸尿裤</td><td>10</td><td></td></tr>
<tr><td colspan="3">能够诱导尿潴留老年人排尿</td><td>10</td><td></td></tr>
<tr><td rowspan="4">综合素养
20%</td><td colspan="3">具备良好的学习态度，能积极参与教学活动，主动学习、思考、讨论</td><td>5</td><td></td></tr>
<tr><td colspan="3">树立服务第一的理念，以满足老年人的实际需求为出发点，为老年人提供真诚、细致、周到的服务</td><td>5</td><td></td></tr>
<tr><td colspan="3">积极弘扬尊老敬老的中华民族传统美德，勇于承担爱老助老的社会责任</td><td>5</td><td></td></tr>
<tr><td colspan="3">增强对养老护理行业的信心，自觉投身养老护理行业，努力成长为有理想、有责任、有担当的“青春养老人”</td><td>5</td><td></td></tr>
<tr><td colspan="4">合计</td><td>100</td><td></td></tr>
<tr><td>自我评价</td><td colspan="5"></td></tr>
<tr><td>教师评价</td><td colspan="5"></td></tr>
</table>

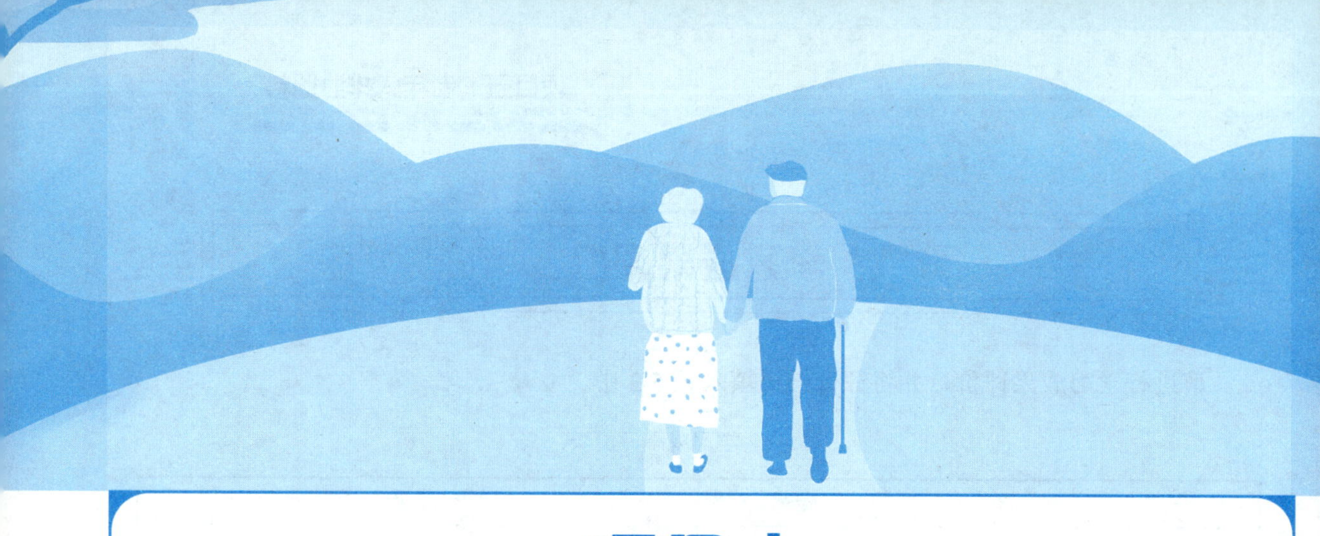

项目六 老年人生命体征的测量与护理

项目引言

生命体征是体温、脉搏、呼吸、血压的总称，它既是人体内在活动的一种客观反映，也是衡量老年人身心状况的可靠指标。测量老年人的生命体征，可以获得关于其生理状态的基本资料，从而根据具体情况实施不同的护理措施，并为疾病的预防、诊断、治疗等提供依据。

知识目标

- 熟悉正常体温、脉搏、呼吸、血压及生理变化。
- 了解体温计、血压计的类型。
- 了解脉搏、呼吸、血压异常的类型。
- 掌握为老年人测量体温、脉搏、呼吸、血压的方法。
- 掌握体温、脉搏、呼吸、血压异常老年人的护理方法。

素质目标

- 培养耐心、细致的品质，能及时发现老年人的异常情况并进行处理。
- 培养对老年人的关爱之心，在老年人有需要的时候能给予其情感支持。

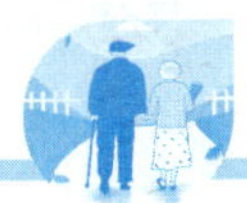

任务一　测量体温并护理体温异常的老年人

情景导入

秦奶奶左侧肢体偏瘫，半年前入住夕阳红养老院。一天早晨，李悦发现秦奶奶面色发红、食欲不佳，经过询问后得知，秦奶奶从昨天夜里起就出现畏寒、全身酸痛的症状。李悦立即拿出额温枪为其测量体温，额温枪上显示的温度为38.5℃。

在做好详细的记录后，李悦将秦奶奶的情况上报给了医护人员。经诊断，秦奶奶是由感冒引起的发烧，医生告知李悦可使用温水擦浴法为秦奶奶降温。

思考：

（1）正常体温的范围是多少？

（2）如何使用额温枪为老年人测量体温？

（3）李悦应如何使用温水擦浴法为秦奶奶降温？

一、正常体温及生理变化

（一）正常体温

体温是指人体内部的温度，由于身体内部的温度难以测量，临床上通常以口腔、腋下或直肠（肛管）处的温度代表体温。其中，直肠温度最接近人体内部温度，但测量时操作不便，因此，在日常生活中，以测量口腔、腋下的温度更为常见。

正常体温不是一个固定的值，而是一个温度范围。老年人正常体温的范围见表6-1。

表6-1　老年人正常体温的范围

部位	正常体温的范围（℃）
口腔	36.3～37.2
腋下	36.0～37.0
直肠	36.5～37.7

（二）体温的生理变化

老年人的正常体温因年龄、性别等不同而有所区别。例如，老年女性的平均体温比老年男性高约0.3℃。此外，老年人的情绪状况，进食、服药、运动情况和气温等都会使老年人的正常体温产生波动。例如，老年人心情激动时的体温比心情平静时的体温高。

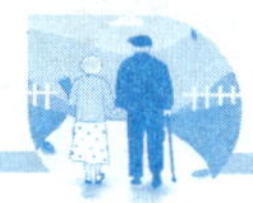

二、体温计的类型

体温计是监测老年人体温最常使用的工具，常见的体温计有玻璃体温计、电子体温计和红外体温计。

（一）玻璃体温计

玻璃体温计又称水银体温计（图 6-1），是由一根外带刻度的真空毛细玻璃管和内置水银的感温泡组成的。感温泡里的水银受热后膨胀，使玻璃管内水银柱的高度发生变化，当与人体温度达到热平衡后，水银柱不再上升，此时，水银柱最高点对应的刻度值就代表人的体温。

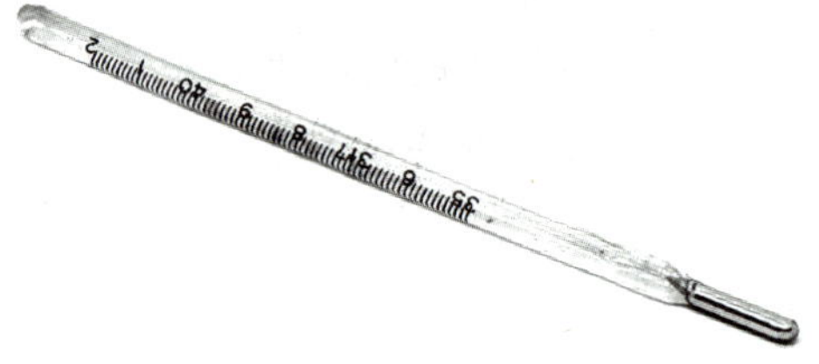

图 6-1 玻璃体温计

玻璃体温计的感温泡和玻璃管之间有一处狭窄部分，使得体温计在离开人体后，水银在此处断开，而不能退回感温泡内，从而保证体温测量值的准确性。

玻璃体温计具有示值准确、稳定性高、价格低廉、不用外接电源等优点，但也存在测量时间长、不易读数、易破碎等缺点。

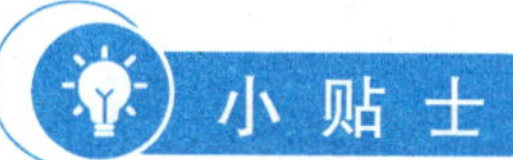

2017 年 8 月，环境保护部（现生态环境部）、外交部等部门联合发布了《〈关于汞的水俣公约〉生效公告》，提出自 2026 年 1 月 1 日起，我国禁止生产含汞体温计。

（二）电子体温计

电子体温计（图 6-2）由感温头、液晶显示屏、电源开关和电池盒等组成。电子体温计通过温度传感器输出信号，然后将被测对象的体温以数字的形式显示出来。

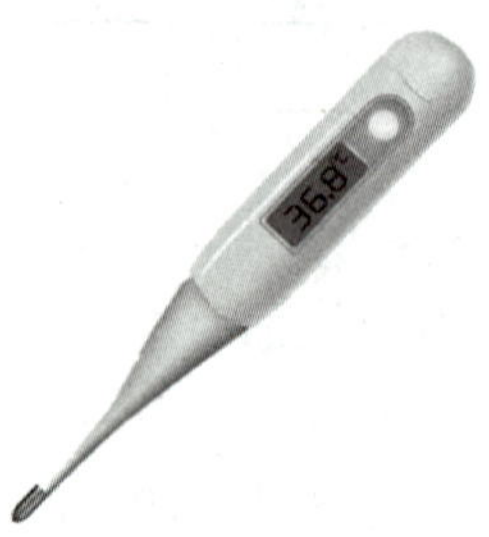

图 6-2 电子体温计

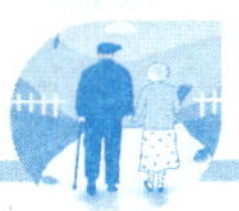

与玻璃体温计相比，电子体温计具有测量速度快、读数直观方便、不易损坏等优点，但其示值准确度易受电池供电状况等因素的影响。

（三）红外体温计

红外体温计由红外线探头、液晶显示屏、模式选择开关、测量开关、电池仓等组成。常见的红外体温计有耳温枪和额温枪（图 6-3），分别通过被测对象的耳腔、额头部位的热辐射来测量体温。

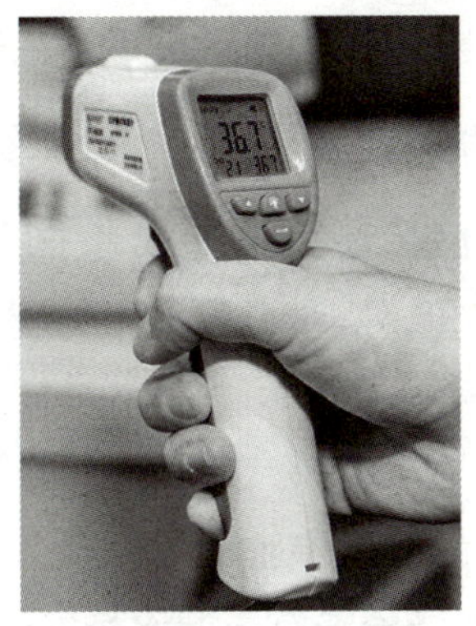

图 6-3　额温枪

红外体温计具有操作方便、测量速度快（通常 1～3 秒就可读取体温值）等优点，但价格较高，且测量时易受环境影响，使得其测量结果的准确性降低。

三、为老年人测量体温

为了及时发现老年人身体的异常情况，并为接下来的治疗、康复、护理工作提供依据，护理员应在老年人每天吃早餐前和午睡起床后为其测量体温，并做好详细的记录。

下面以额温枪为例，讲解为老年人测量体温的操作流程。

（一）服务前

（1）准备额温枪、记录单、笔等物品。

（2）护理员衣着整洁，洗净双手，戴好口罩。

（3）提醒老年人准备测量体温，以取得老年人的配合。

（二）服务中

（1）打开测量开关，液晶显示屏亮后，选择体温模式，额温枪进入待测状态。

（2）将额温枪的红外线探头对准老年人额头正中并保持垂直，此时，额温枪应距离老年人额头 3～5 厘米。

（3）按下测量开关，待液晶显示屏显示体温后，拿开额温枪。

（三）服务后

（1）查看液晶显示屏上显示的数据并记录，将额温枪消毒后放回原处备用。

（2）洗净双手。

四、体温异常老年人的护理方法

体温异常是指人体的温度不在正常范围内的现象，包括体温偏高和偏低两种情况。当护理员发现老年人体温异常时，应及时告知医护人员，然后遵医嘱采取相应的护理措施。

（一）体温偏高老年人的护理

一般来说，当老年人腋下的温度超过 37℃，或者午后的体温比清晨高 1℃以上，都被视为体温偏高。当老年人的体温超过 38.5℃时，可使用物理降温方法为其降温，常用的物理降温方法有冰袋降温法、温水擦浴法等。

1．冰袋降温法

使用冰袋降温法为老年人降温的具体步骤如下：

（1）用毛巾擦干冰袋，倒提冰袋检查有无漏水情况。

（2）将冰袋装入布套中。

（3）将冰袋放在老年人的前额、头顶、颈部两侧、腋窝、腹股沟等位置。

（4）20～30 分钟后撤下冰袋。

（5）撤下冰袋 30 分钟后，为老年人测量体温。

小 贴 士

护理员应随时检查冰袋有无漏水情况，并保持布套干燥，还应随时观察老年人用冰部位皮肤的状态，防止冻伤。此外，当老年人出现面色发白、打寒战等症状时，应立即停止使用冰袋为其降温。

2．温水擦浴法

使用温水擦浴法为老年人降温的具体步骤如下：

（1）在被子内为老年人脱掉衣服。

（2）将冰袋、热水袋装入布套中，分别置于老年人的额头和脚底。

（3）将浴巾垫在老年人肩背下，将毛巾浸入温水中再拿出，拧至半干，缠在手上，以轻拍的方式依次擦拭老年人的颈外侧、肩、手臂外侧、手背；再次将毛巾用温水浸湿后拧至半干，擦拭老年人的侧胸、腋窝、手臂内侧、手心。

（4）采用同样的方法擦拭老年人上半身的另一侧。

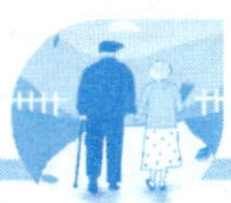

（5）协助老年人背向护理员侧卧，将浴巾垫在老年人的腰背下，从颈、肩逐渐擦至臀部。

（6）协助老年人平卧，并为其穿上干净的上衣。

（7）将浴巾垫在老年人的腿下，采用同样的方法擦拭双下肢。擦拭时，应按照髂（qià）骨、腿外侧、足背的顺序擦拭下肢外侧，按照腹股沟、腿内侧、足弓的顺序擦拭下肢内侧，按照臀下、大腿后侧、腘窝、小腿后侧、足跟的顺序擦拭下肢后侧。

（8）擦拭完毕，为老年人穿上干净的裤子。

（9）30 分钟后，为老年人测量体温。

（二）体温偏低老年人的护理

由于老年人末梢血液循环慢、新陈代谢慢、对温度变化敏感性差等，当其处在低温环境中时，如果保暖措施不当，极易导致体温偏低。护理员发现老年人体温低于正常范围时，应立即帮助老年人摆脱低温环境，并采取相应的保暖措施，如为老年人加盖被子、在足部放置热水袋等。

下面主要介绍使用热水袋为老年人保暖的操作流程。

1．灌热水袋

（1）灌水。取热水袋，检查其外观是否完好，螺旋塞是否紧密，一只手捏住热水袋的袋口，另一只手往热水袋内缓慢灌注 1/2～2/3 袋热水（水温不超过 50℃）。

（2）排气。将热水袋直立在桌面上，缓慢下沉袋身，当袋内的热水到达袋口时，旋紧螺旋塞。

（3）检查。用毛巾擦净热水袋上的水渍，倒提并挤压热水袋，检查是否漏水。若无漏水情况，在热水袋外面套上布套或裹上毛巾。

2．放热水袋

（1）携热水袋至老年人的床边，掀开被子，将热水袋放在距离老年人足部 10 厘米处，热水袋的袋口朝向身体外侧。

（2）告知老年人热水袋的具体位置，提醒老年人变换体位时不要触及，若感觉不适，及时按铃或呼叫。

（3）每隔 15 分钟查看一次，观察靠近热水袋处的皮肤有无发红、水疱等低温烫伤的迹象。

3．取热水袋

（1）30～60 分钟后，取出热水袋。

（2）触摸老年人的肢体是否温热，询问老年人是否需要继续使用热水袋。

（3）为老年人盖严被子，以免体温下降。

任务实施

为姜爷爷降温

【任务背景】

姜爷爷下肢瘫痪，长期卧床。早上，护理员照顾姜爷爷进行日常洗漱时，发现其面色发红，额头发烫。经过询问后得知，昨天睡觉之前，姜爷爷觉得热就把被子掀了，结果半夜就发烧了。护理员用额温枪为姜爷爷测量体温，发现其体温为38.5℃。护理员及时将情况报告给了医生，医生让护理员使用冰袋降温法为姜爷爷降温。

【实施流程】

（1）学生自由分组，每组两人。

（2）小组成员一人扮演姜爷爷，另一人扮演护理员，进行情景演练。演练内容包括：使用额温枪为姜爷爷测量体温，使用冰袋降温法为姜爷爷降温。

（3）以小组为单位，在课上进行演练，主讲教师点评，并填写如表6-2所示的任务实施评价表。

表6-2　任务实施评价表

评分要点	具体要求	总分	得分
基本礼仪	① 衣着整洁，精神饱满 ② 谈吐文雅，举止得体	20	
职业道德	① 爱岗敬业，把为老年人提供优质服务作为第一要务 ② 敬老爱老，在操作过程中充分尊重老年人	20	
专业技能	① 操作规范，遵守操作流程 ② 思路清晰，动作熟练、连贯 ③ 在操作过程中注意保持良好的卫生习惯 ④ 在操作过程中具备安全意识，圆满完成任务	50	
应急处理	对任务实施过程中出现的意外情况，能迅速地进行分析并妥善处理	10	

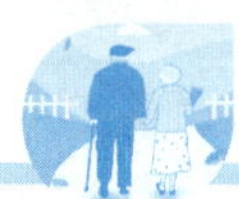

任务二　测量脉搏并护理脉搏异常的老年人

情景导入

经过精心护理，秦奶奶的体温逐渐恢复正常。今天早上，秦奶奶告知李悦，最近两三天她有点心慌不适。李悦赶紧叫来了值班医生。医生检查后，叮嘱李悦最近一周每天早晚为秦奶奶测量脉搏。

思考：

（1）正常脉搏的范围是多少？

（2）李悦应如何为秦奶奶测量脉搏？

一、正常脉搏及生理变化

（一）正常脉搏

脉搏的全称为“动脉脉搏”，是指动脉的搏动，这种搏动在许多身体浅表部位可以触摸得到，如颈部、腕部。正常情况下，脉搏频率（简称“脉率”）与心率一致，因此，脉率可以帮助判断老年人心脏跳动有无异常。健康成年人在安静时的脉搏为60～100次/分。

（二）脉搏的生理变化

脉搏主要受年龄、性别、体形、进食情况、运动状态、情绪、药物等因素的影响。

（1）年龄。脉搏随着年龄的增长而逐渐变慢。

（2）性别。女性的脉搏比男性稍快，平均每分钟快5次左右。

（3）体形。一般来说，身材高挑者比矮壮者的脉搏慢。

（4）进食情况、运动状态、情绪。老年人在进食、运动或情绪高涨时，脉搏会变快。

（5）药物。老年人在服用含有兴奋剂的药物后，脉搏会加快；在服用含有镇静剂的药物后，脉搏会减慢。

二、为老年人测量脉搏

凡浅表靠近骨骼的大动脉都可以用于测量脉搏，如颈动脉、桡动脉、足背动脉等。下面以临床最常用的桡动脉测量法为例进行讲解。

（一）服务前

（1）准备秒表、记录单、笔等物品。

（2）护理员衣着整洁，洗净双手，戴好口罩。

（3）提醒老年人准备测量脉搏，以取得老年人的配合。

（二）服务中

（1）协助老年人静坐或平卧在床上，叮嘱老年人伸展手腕，将其手臂放在舒适的位置，并保持掌心朝上。

（2）用食指、中指、无名指的指端按压桡动脉表面，如图 6-4 所示，力度适中，以能清楚地触及脉搏为宜。

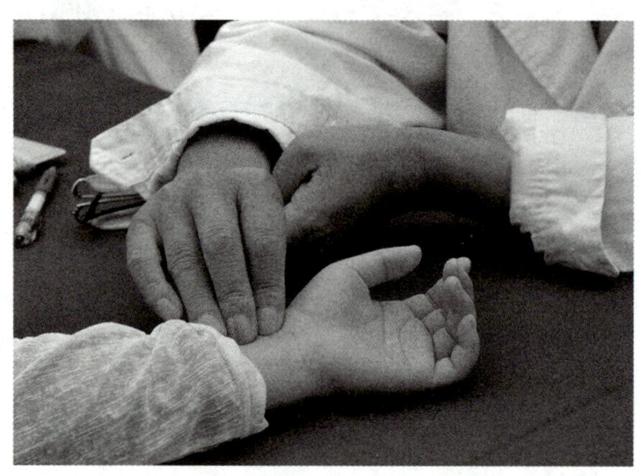

图 6-4　按压桡动脉表面

（3）测量 30 秒，将所测得的数据乘以 2，即为脉搏。若发现老年人的脉搏异常，则测量 1 分钟。

（4）将测得的数据记录在记录单上。

（三）服务后

（1）协助老年人转换至舒适的体位，整理床单位。

（2）将用品放回原处备用。

（3）洗净双手。

小贴士

为确保测量数据的准确性，护理员应叮嘱老年人在测量前静坐休息，若老年人有剧烈运动、哭闹等行为，应休息 20～30 分钟之后再测量。由于拇指上小动脉的搏动较强，易与老年人的脉搏混淆，因此测量脉搏时不宜使用拇指。为偏瘫老年人测量脉搏时，应选择健侧手腕进行测量。

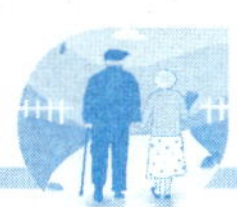

三、脉搏异常的类型

常见的脉搏异常包括脉率异常、脉律异常和强弱异常等。

（1）脉率异常。脉率异常是指成年人在安静状态下的脉率大于 100 次/分或小于 60 次/分。前者称为心动过速，常见于甲状腺功能亢进症、心肌缺血、心力衰竭等。后者称为心动过缓，常见于甲状腺功能减退症、严重的房室传导阻滞等。

（2）脉律异常。脉律异常是指脉搏节律不规则。常见的脉律异常有间歇脉和脉搏短绌。间歇脉是指在一系列正常、有规律的脉搏中出现一次提前而较弱的脉搏，其后有较正常时间稍长的间歇，常见于各种器质性心脏病，如心肌梗死等。脉搏短绌是指单位时间内脉率小于心率，常见于心房纤颤。

（3）强弱异常。强弱异常是指脉搏跳动的力量异常，包括洪脉、丝脉和交替脉等。洪脉是指心脏输血量增加，动脉充盈度和脉压较大，常见于高热、主动脉瓣关闭不全等；丝脉是指心脏输血量减少，动脉充盈度降低，脉搏细弱无力，常见于大出血、主动脉瓣狭窄等；交替脉是指脉搏节律正常，强弱交替出现，常见于高血压性心脏病、冠状动脉粥样硬化性心脏病等。

四、脉搏异常老年人的护理方法

若老年人脉搏异常，护理员可采取以下护理方法：

护理脉搏异常的老年人

（1）密切观察病情。护理员应定期为老年人测量脉搏，观察脉率、节律、强度等的变化，并记录下来。同时，应做好脉搏异常老年人的用药护理，确保老年人定时服药，并观察药物的疗效及不良反应。

（2）提醒老年人注意休息。护理员应确保老年人有足够的休息时间，避免过度劳累，并为老年人营造安静、舒适的睡眠环境，协助他们保持舒适的体位。

（3）做好预防措施。护理员应备好急救药物和仪器，以备不时之需。

（4）提供健康指导。护理员可从以下几个方面为老年人提供健康指导：① 建议老年人进行健走、慢跑等缓和的运动，以增强心肺功能，并提醒老年人尽量避免剧烈运动；② 建议老年人保持情绪平稳；③ 建议老年人尽量减少或避免饮用咖啡、浓茶等易对心脏产生刺激的饮品；④ 建议老年人戒烟限酒；⑤ 建议老年人通过运动和调节饮食来保持适宜的体重。

（5）进行心理护理。护理员应理解老年人的担忧和恐惧，帮助他们减轻心理压力，鼓励他们保持乐观的心态，积极配合治疗。

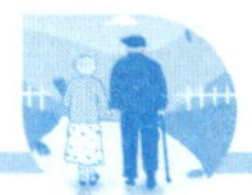

任务实施

为许奶奶测量脉搏

【任务背景】

许奶奶这几天感觉胸闷、心慌，经检查，许奶奶并无大碍。为了保险起见，医生叮嘱护理员这几天早晚为许奶奶测量脉搏。

【实施流程】

（1）学生自由分组，每组两人。

（2）小组成员一人扮演许奶奶，另一人扮演护理员，进行情景演练。演练内容为：为许奶奶测量脉搏。

（3）以小组为单位，在课上进行演练，主讲教师点评，并填写如表 6-3 所示的任务实施评价表。

表 6-3 任务实施评价表

评分要点	具体要求	总分	得分
基本礼仪	① 衣着整洁，精神饱满 ② 谈吐文雅，举止得体	20	
职业道德	① 爱岗敬业，把为老年人提供优质服务作为第一要务 ② 敬老爱老，在操作过程中充分尊重老年人	20	
专业技能	① 操作规范，遵守操作流程 ② 思路清晰，动作熟练、连贯 ③ 在操作过程中注意保持良好的卫生习惯 ④ 在操作过程中具备安全意识，圆满完成任务	50	
应急处理	对任务实施过程中出现的意外情况，能迅速地进行分析并妥善处理	10	

任务三　测量呼吸并护理呼吸异常的老年人

情景导入

秦奶奶前几天感冒后出现咳嗽、呼吸急促、痰不易咳出等症状。医生检查后，叮嘱李悦加强呼吸监测，并定期为秦奶奶排痰。

思考：

（1）李悦应如何为秦奶奶测量呼吸？

（2）李悦应如何为秦奶奶排痰？

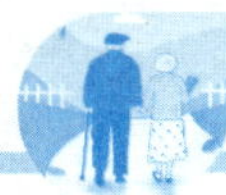

一、正常呼吸及生理变化

（一）正常呼吸

呼吸是人体与环境进行气体交换的过程，具体来说，就是人体从外界环境中摄入氧气，并将代谢产生的二氧化碳排出体外的过程。健康成年人在安静时的呼吸频率为 14～18 次/分，且呼吸节律规则，呼吸运动均匀、无声且不费力。

（二）呼吸的生理变化

呼吸的频率可随年龄、性别、运动状态、情绪、体温等因素改变。老年人的呼吸频率比年轻人稍快；女性呼吸频率比同龄男性稍快；老年人运动时的呼吸频率比静坐和静卧时快；当老年人紧张、愤怒、害怕时，其呼吸频率会加快；老年人体温每升高 1℃，其呼吸频率每分钟增加 2～3 次。

二、为老年人测量呼吸

（一）服务前

（1）准备秒表、记录单、笔等物品。

（2）护理员衣着整洁，洗净双手，戴好口罩。

（二）服务中

（1）协助老年人平卧，将手放在老年人桡动脉处，似诊脉状。

（2）观察老年人呼吸的频率（胸部或腹部一起一伏为一次呼吸）、深度、音响、节律，并观察老年人有无呼吸困难等情况。

（3）计数（老年人的呼吸次数），30 秒后停止，将数据乘以 2，即得测量数据。若老年人呼吸异常，应测量 1 分钟。

小贴士

呼吸易受意识控制，因此，护理员为老年人测量呼吸前，不必告知老年人，以免其紧张，影响测量数据的准确性。

（三）服务后

（1）协助老年人转换至舒适的体位，整理床单位。

（2）将测量数据记录在记录单上。

（3）将用品放回原处备用。

（4）洗净双手。

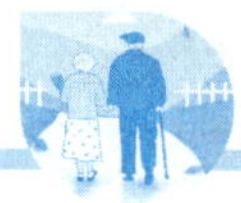

三、呼吸异常的类型

呼吸异常可分为频率异常、深度异常、节律异常和声音异常等。

（1）频率异常。频率异常主要包括呼吸过速和呼吸过缓。呼吸过速是指在安静状态下，成年人呼吸频率超过 24 次/分，常见于呼吸系统疾病、心脑血管疾病等。呼吸过缓是指在安静状态下，成年人呼吸频率低于 12 次/分，常见于安眠药中毒、肝功能衰竭等。

（2）深度异常。呼吸加深常见于糖尿病酮症酸中毒和尿毒症酸中毒等，呼吸变浅常见于某些肺部疾病（如肺炎、肺部肿瘤）、镇静剂使用过量等。

（3）节律异常。节律异常主要包括潮式呼吸和间停呼吸。潮式呼吸是指患者的呼吸由浅慢逐渐变为深快，再由深快变为浅慢，再经过一段时间的暂停（5～20 秒）后，接着重复以上过程，常见于中枢神经系统疾病（如脑膜炎、颅内压增高）等。间停呼吸是指患者有规律地呼吸几次后突然停止呼吸，而后又开始呼吸，如此反复交替，常发生在老年人临终前。

（4）声音异常。声音异常主要包括蝉鸣样呼吸和鼾声呼吸。蝉鸣样呼吸表现为吸气时产生极高的类似于蝉鸣样音响，常见于支气管肺炎、肥胖症等。鼾声呼吸表现为呼吸时发出一种粗重的声音，常见于肥胖症、睡眠呼吸暂停综合征等。

四、呼吸异常老年人的护理方法

如何护理呼吸异常的老年人

（一）服务前

（1）准备纸杯、温开水、纸巾、氧气罐等物品。

（2）护理员衣着整洁，洗净双手，戴好口罩。

（二）服务中

（1）稳定老年人的情绪，叮嘱其放松。

（2）协助老年人坐好或背向护理员侧卧在床上。

（3）清除老年人呼吸道的分泌物。将左手固定成空心掌（左手手背隆起，手掌中空，大拇指紧靠食指，其余手指略弯曲），自下而上有节奏地拍打老年人的背部，并鼓励老年人将痰液咳出。

（4）取纸杯接取痰液，在另一干净的纸杯中倒入温开水，协助老年人漱口，并用纸巾擦净老年人嘴角的水痕。

（5）观察老年人的呼吸，若无改善，则取氧气罐，为其进行氧疗。

（6）协助老年人转换至舒适的体位。

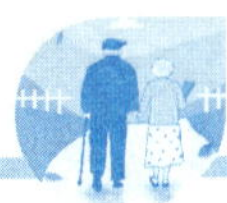

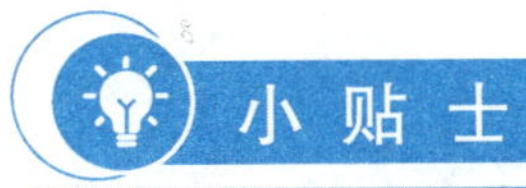

为老年人拍背时，应避开脊柱，且拍打的力度应适中。操作期间，若老年人有任何不适，应立即停止操作。

（三）服务后

（1）将纸杯扔进垃圾桶，将其他用品放回原处备用。

（2）洗净双手。

任务实施

为方爷爷测量呼吸

【任务背景】

方爷爷患有慢性肺炎，近期出现咳嗽、呼吸急促、呼吸困难等症状，医生让护理员最近一周早晚为方爷爷测量呼吸。

【实施流程】

（1）学生自由分组，每组两人。

（2）小组成员一人扮演方爷爷，另一人扮演护理员，进行情景演练。演练内容为：为方爷爷测量呼吸。

（3）以小组为单位，在课上进行演练，主讲教师点评，并填写如表 6-4 所示的任务实施评价表。

表 6-4　任务实施评价表

评分要点	具体要求	总分	得分
基本礼仪	① 衣着整洁，精神饱满 ② 谈吐文雅，举止得体	20	
职业道德	① 爱岗敬业，把为老年人提供优质服务作为第一要务 ② 敬老爱老，在操作过程中充分尊重老年人	20	
专业技能	① 操作规范，遵守操作流程 ② 思路清晰，动作熟练、连贯 ③ 在操作过程中注意保持良好的卫生习惯 ④ 在操作过程中具备安全意识，圆满完成任务	50	
应急处理	对任务实施过程中出现的意外情况，能迅速地进行分析并妥善处理	10	

任务四 测量血压并护理血压异常的老年人

情景导入

严爷爷今年68岁，他在不到50岁时便患上了高血压。严爷爷从一开始就非常重视，严格遵守医嘱用药，从未间断。因此，其血压控制得比较好。

最近两天，气温骤变，严爷爷出现头痛、头晕等症状，医生检查后发现，其血压出现较大的波动，医生叮嘱李悦密切监测严爷爷的血压。

思考：

（1）严爷爷属于哪种血压异常的类型？

（2）李悦应如何为严爷爷测量血压？

一、正常血压及生理变化

（一）正常血压

血压是指血管内流动的血液垂直作用于单位面积血管壁上的压力。血压可分为动脉血压、静脉血压、毛细血管血压和心腔内血压等。如无特别说明，一般所说的血压均指动脉血压。考虑到测量的方便，通常以肱动脉血压代表动脉血压。

动脉血压在每个心动周期中呈一定范围的波动，血压升高达到的最高值称收缩压，血压降低达到的最低值称舒张压，收缩压和舒张压之差称为脉压。健康成年人安静时的收缩压为100～120毫米汞柱，舒张压为60～80毫米汞柱，脉压为30～40毫米汞柱。

小贴士

按照国际标准计量单位，压强的单位是帕（斯卡），由于人们长期以来使用汞柱式血压计测量血压，因此习惯用汞（水银）柱的高度来表示血压（单位为毫米汞柱）。其换算公式为：1帕≈0.0075毫米汞柱，1毫米汞柱≈133.322帕。

（二）血压的生理变化

血压主要受年龄、测量部位、体位、情绪、测量时间、环境、体形等因素的影响。

（1）年龄。随着年龄的增长，收缩压和舒张压逐渐增高，其中收缩压升高得更为显著。

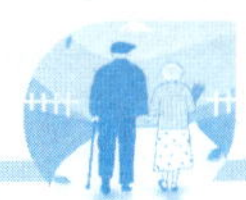

（2）测量部位。一般右上肢的血压比左上肢高 10～20 毫米汞柱，左右下肢的血压基本一致，但是下肢的血压较上肢血压高。

（3）体位。立位血压高于坐位血压，坐位血压高于卧位血压，这与重力引起的代偿机制有关。因此，长期卧床或刚服用降压药物的老年人突然由卧位改为立位时，容易出现体位性低血压，表现为头晕、站立不稳等。

（4）情绪。情绪高涨时可引起交感神经兴奋，使得血压升高。

（5）测量时间。健康成年人的血压为勺形血压，其 24 小时的血压表现为白天出现血压双高峰、夜晚出现血压低谷的长柄勺形曲线。具体来说，健康人的血压在早上 6:00 后开始上升，到 10:00 左右出现高峰，然后逐渐平稳下降，16:00—18:00 再次出现高峰，然后缓慢下降，凌晨 0:00—2:00 达到谷底，此后略有回升，并维持到 6:00，如此循环往复。

（6）环境。当人体处于寒冷的环境中时，血压会略升高；当人体处于炎热的环境中时，血压会略下降。

（7）体形。一般来说，肥胖者的血压较高。

二、血压计的类型

血压计主要有汞柱式血压计和电子式血压计两种。

（1）汞柱式血压计。汞柱式血压计由玻璃管、橡皮管、袖带、打气球、气门等组成，如图 6-5 所示。汞柱式血压计具有测量结果准确可靠的优点，但其玻璃管易破损导致水银外溢。

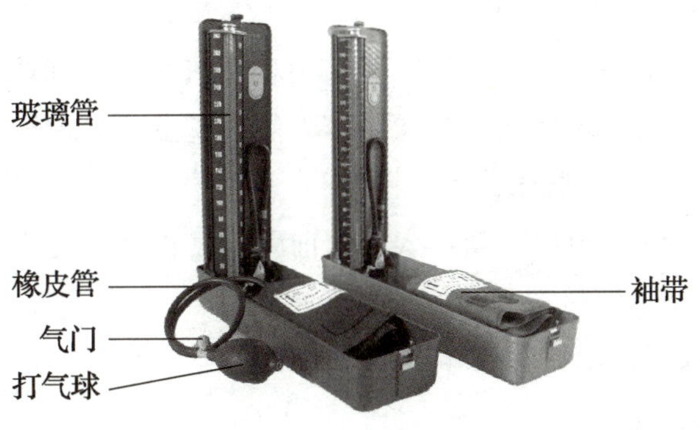

图 6-5　汞柱式血压计

小贴士

《〈关于汞的水俣公约〉生效公告》中提出，自 2026 年 1 月 1 日起，我国禁止生产含汞血压计。

（2）电子式血压计。常见的电子式血压计有臂式电子血压计（图 6-6）和腕式电子血压计（图 6-7）。电子式血压计具有操作简单、读数直观等优点，但其准确度不如汞柱式血压计。

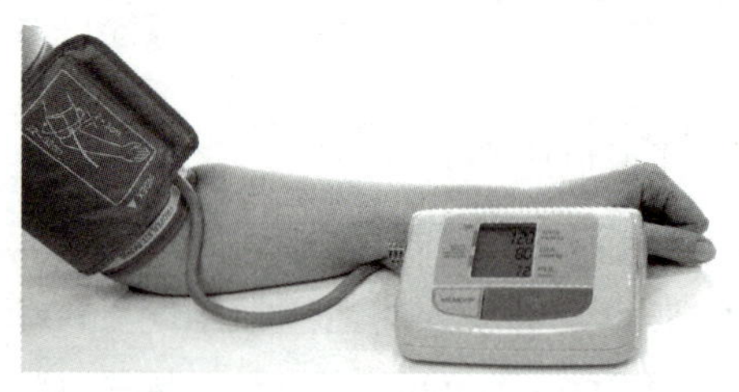

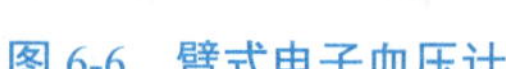
图 6-6　臂式电子血压计

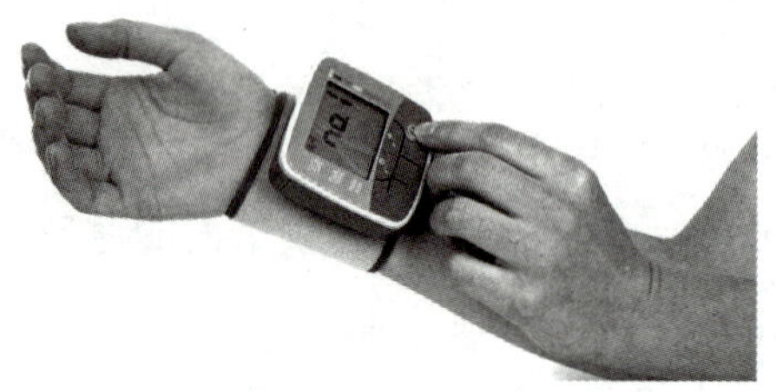

图 6-7　腕式电子血压计

三、为老年人测量血压

下面以腕式电子血压计为例，讲解为老年人测量血压的操作流程。

（一）服务前

（1）准备腕式电子血压计、听诊器、记录单、笔等物品。

（2）护理员衣着整洁，洗净双手，戴好口罩。

（3）提醒老年人准备测量血压，以取得老年人的配合。

（二）服务中

（1）协助老年人坐好或平卧在床。

（2）叮嘱老年人伸直手臂，掌心朝上，为其挽起袖口，露出前臂。

（3）取腕式电子血压计，将腕带套在老年人的手腕上，显示屏朝上，腕带下缘距离老年人的掌根 10～15 毫米，扣上腕带。

（4）若老年人为坐位，则协助老年人弯曲前臂，使血压计与心脏持平，然后按下开始键；若老年人为卧位，则可直接按下开始键，开始测量。

（5）测量完毕，仪器自动显示收缩压、舒张压。

（6）记录所测得的数据。

（三）服务后

（1）解开腕带，放下老年人的衣袖，协助老年人转换至舒适的体位。

（2）关闭腕式电子血压计的电源，并将其放回原处备用。

（3）洗净双手。

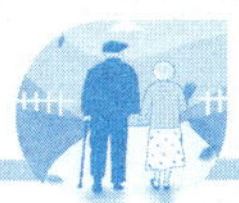

四、血压异常的类型

（一）高血压

成年人在未服用降压药物的情况下，非同日三次测量血压，收缩压均大于等于 140 毫米汞柱或舒张压均大于等于 90 毫米汞柱，即可诊断为高血压。根据《中国高血压预防指南》，目前我国采用正常血压、正常高值和高血压进行血压水平分类，具体见表 6-5。

表 6-5　血压水平分类和界定

分类	收缩压（毫米汞柱）	舒张压（毫米汞柱）
正常血压	<120 和	<80
正常高值	120～139 和（或）	80～89
高血压	≥140 和（或）	≥90
1 级高血压（轻度）	140～159 和（或）	90～99
2 级高血压（中度）	160～179 和（或）	100～109
3 级高血压（重度）	≥180 和（或）	≥110
单纯收缩期高血压	≥140 和	<90

课堂互动

护理员刚刚为刘奶奶测量了血压，刘奶奶的收缩压为 148 毫米汞柱，舒张压为 105 毫米汞柱。

按照以上血压分类标准，刘奶奶的血压水平属于哪个级别？

（二）低血压

一般认为，成年人的收缩压低于 90 毫米汞柱或舒张压低于 60 毫米汞柱，即为低血压。老年人较常出现的有体位性低血压和餐后低血压。

体位性低血压是指从卧位突然转换为站位，或者长时间站立后引起的低血压。体位性低血压一般由多发性硬化病、颈椎病和糖尿病等疾病引起，主要症状有全身无力、恶心、头痛、头晕、视物模糊等。

餐后低血压是指用餐后收缩压下降 20 毫米汞柱，或收缩压由餐前大于 100 毫米汞柱降至餐后小于 90 毫米汞柱的情况。如果老年人用餐后出现头晕目眩等情况，即使血压下降的程度未达到上述标准，也可确定为餐后低血压。

（三）脉压异常

脉压异常主要包括脉压增大和脉压减小。脉压增大常见于主动脉瓣关闭不全、感染性心内膜炎、甲状腺功能亢进症等；脉压减小常见于主动脉瓣狭窄、心包积液、严重的心力衰竭等。

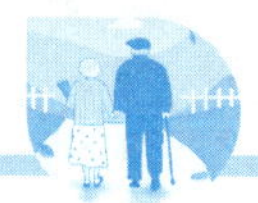

五、血压异常老年人的护理方法

（一）高血压老年人的护理方法

1. 饮食指导

护理员应为高血压老年人提供饮食指导，具体要求如下：严格控制高盐食物的摄入，保证每日食盐摄入量小于 3.0 克；控制高脂肪食物的摄入，不食用煎炸食物；少喝、不喝含糖饮料，少食用添加大量精制糖的甜点；多食用蔬菜、水果；每日饮水量应大于 1.5 升（可根据生理状况、环境温湿度、运动情况等进行调整）。

2. 运动指导

运动有助于患有高血压的老年人控制体重、降低血压。然而，患有高血压的老年人常伴有其他慢性并发症，存在一定的运动风险。因此，护理员应指导老年人进行中低强度的有氧运动，如快走、慢跑等，避免强度较大的有氧运动。

3. 心理护理

护理员应鼓励老年人保持乐观的人生态度，并寻找适合自己的心理调适方法，如找朋友倾诉、养宠物等。护理员还可以指导老年人进行深呼吸放松训练，以缓解紧张焦虑的情绪。

（二）低血压老年人的护理方法

对于患有体位性低血压的老年人，护理员应建议其合理饮食，保证营养充足，坚持锻炼身体，保证睡眠充足，避免长时间站立。当老年人出现体位性低血压的症状，如头晕头痛、视物模糊时，护理员应立即安置其卧床休息，以保证重要内脏的血液供应。

对于患有餐后低血压的老年人，护理员可建议其少食多餐，以减少血液向内脏转移的量和持续时间。此外，还可以建议老年人在餐后半小时间断进行低强度运动，以降低收缩压下降幅度和跌倒的发生率。

科技助老

生命体征监测仪

2022 年 6 月，四川省内江市市中区某社区上线了一款老人生命体征监测仪。这款生命体征监测仪具有操作简单、无须穿戴的特点，使用者只需将该设备安装在卧室床垫下或床板旁，便可监测其体温、脉率、脉压、血氧饱和度、血压等，实现老人在家实时无感数据采集，且其家人可通过手机实时查看各项数据。

社区的徐爷爷患有高血压、心脏病等疾病，其声带因疾病受损无法发声。徐爷爷的子女常年在外地工作，无法对其进行照顾。自从社区工作人员在徐爷爷的床头安装了生命体征监测仪后，徐爷爷的家人在外地就能通过手机 App，实时了解徐爷爷的血压、心率、呼吸频率等数据，这让徐爷爷和他家人的心里都踏实了许多。

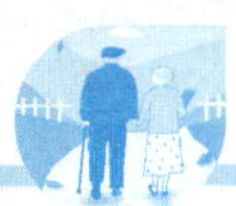

若独居老人突发疾病或遇到紧急情况，社区紧急呼叫系统中心的显示屏就会及时显示异常，同时，社区网格员会在第一时间上门了解情况，并采取紧急措施，保障老人的安全。

资料来源：门游洋，《独自在家也安心！内江市市中区老人生命体征监测“神器”上线了》，中国网，2022年6月8日

任务实施

为左爷爷测量血压并进行日常护理

【任务背景】

左爷爷患高血压16年，其血压维持在收缩压160～179毫米汞柱、舒张压100～109毫米汞柱。医生要求护理员为其测量血压，并对其进行日常护理。

【实施流程】

（1）学生自由分组，每组两人。

（2）小组成员一人扮演左爷爷，另一人扮演护理员，进行情景演练。演练内容包括：为左爷爷测量血压，对左爷爷进行日常护理。

（3）以小组为单位，在课上进行演练，主讲教师点评，并填写如表6-6所示的任务实施评价表。

表6-6　任务实施评价表

评分要点	具体要求	总分	得分
基本礼仪	① 衣着整洁，精神饱满 ② 谈吐文雅，举止得体	20	
职业道德	① 爱岗敬业，把为老年人提供优质服务作为第一要务 ② 敬老爱老，在操作过程中充分尊重老年人	20	
专业技能	① 操作规范，遵守操作流程 ② 思路清晰，动作熟练、连贯 ③ 在操作过程中注意保持良好的卫生习惯 ④ 在操作过程中具备安全意识，圆满完成任务	50	
应急处理	对任务实施过程中出现的意外情况，能迅速地进行分析并妥善处理	10	

项目自评

1. 填空题

（1）__________是指人体内部的温度。

（2）__________通过温度传感器输出信号，然后将被测对象的体温以数字的形式显示出来。

（3）__________是人体与环境进行气体交换的过程。

（4）目前我国采用正常血压、__________和__________进行血压水平分类。

2. 单项选择题

（1）（　　）体温计具有示值准确、稳定性高、价格低廉等优点。

A．电子　　B．玻璃

C．片式　　D．红外

（2）健康成年人在安静时的脉搏为（　　）次/分。

A．60～100　　B．50～60

C．60～100　　D．50～60

（3）老年人体温每升高 1℃，其呼吸频率每分钟增加（　　）次。

A．2～3　　B．4～5

C．6～7　　D．8～9

（4）下列选项中，属于呼吸节律异常的是（　　）。

A．呼吸过速　　B．呼吸变浅

C．鼾声呼吸　　D．间停呼吸

（5）如无特别说明，一般所说的血压均指（　　）。

A．静脉血压　　B．毛细血管血压

C．心腔内血压　　D．动脉血压

3. 简答题

（1）简述温水擦浴法的操作流程。

（2）简述脉搏异常的类型。

（3）简述正常呼吸及生理变化。

（4）简述低血压老年人的护理方法。

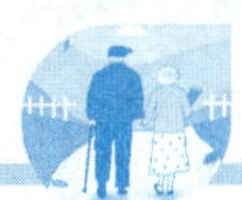

学习成果评价

请进行学习成果评价，并将评价结果填入表 6-7 中。

表 6-7　学习成果评价表

<table>
<tr><td>班级</td><td></td><td>组号</td><td></td><td>日期</td><td></td></tr>
<tr><td>姓名</td><td></td><td>学号</td><td></td><td>主讲教师</td><td></td></tr>
<tr><td>项目名称</td><td colspan="5">老年人生命体征的测量与护理</td></tr>
<tr><td>评价项目</td><td colspan="3">评价内容</td><td>满分</td><td>评分</td></tr>
<tr><td rowspan="3">理论知识
30%</td><td colspan="3">正常体温、脉搏、呼吸、血压及生理变化</td><td>10</td><td></td></tr>
<tr><td colspan="3">体温计、血压计的类型</td><td>10</td><td></td></tr>
<tr><td colspan="3">脉搏、呼吸、血压异常的类型</td><td>10</td><td></td></tr>
<tr><td rowspan="2">实践技能
50%</td><td colspan="3">能够为老年人测量体温、脉搏、呼吸、血压</td><td>25</td><td></td></tr>
<tr><td colspan="3">能够护理体温、脉搏、呼吸、血压异常的老年人</td><td>25</td><td></td></tr>
<tr><td rowspan="4">综合素养
20%</td><td colspan="3">具备良好的学习态度，能积极参与教学活动，主动学习、思考、讨论</td><td>5</td><td></td></tr>
<tr><td colspan="3">树立服务第一的理念，以满足老年人的实际需求为出发点，为老年人提供真诚、细致、周到的服务</td><td>5</td><td></td></tr>
<tr><td colspan="3">积极弘扬尊老敬老的中华民族传统美德，勇于承担爱老助老的社会责任</td><td>5</td><td></td></tr>
<tr><td colspan="3">增强对养老护理行业的信心，自觉投身养老护理行业，努力成长为有理想、有责任、有担当的“青春养老人”</td><td>5</td><td></td></tr>
<tr><td colspan="4">合计</td><td>100</td><td></td></tr>
<tr><td>自我评价</td><td colspan="5"></td></tr>
<tr><td>教师评价</td><td colspan="5"></td></tr>
</table>

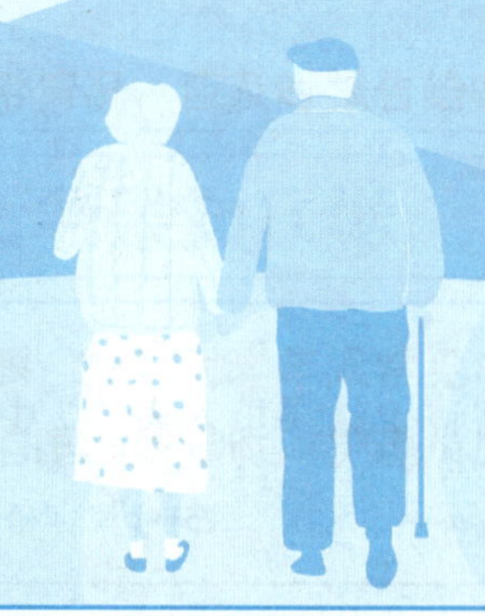

项目七 常用标本的采集

项目引言

在日常工作中，护理员往往需遵医嘱为老年人采集排泄物、分泌物等标本并送检，准确的检验结果对疾病的诊断、治疗有重要的意义。为了确保检测结果的准确性，护理员必须掌握正确的标本采集方法。

知识目标

- 掌握采集尿液标本的方法。
- 掌握采集粪便标本的方法。
- 掌握采集痰标本的方法。
- 掌握采集咽拭子标本的方法。

素质目标

- 培养严谨认真的工作态度，将专业知识技能与职业素养融合，以更好地为老年人服务。
- 具有尊老、敬老、爱老的职业情怀，以高度的责任心、耐心、爱心对待老年人。

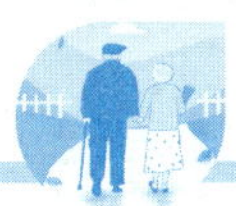

任务一 采集二便标本

情景导入

赵奶奶于五天前入住夕阳红养老院。入住第一天，赵奶奶就出现尿频、尿急、尿痛等排尿不适感，赵奶奶没在意，以为是自己不适应新环境的缘故。从第四天开始，除了排尿不适之外，赵奶奶还出现恶心、呕吐、腹痛、腹泻等症状。

李悦得知赵奶奶的情况后，详细观察并记录了赵奶奶的排泄物，并将结果及时反馈给医生，医生开具了尿、便常规检查单。

思考：

李悦应如何为赵奶奶采集尿液标本和粪便标本？

一、采集尿液标本

尿液标本有助于医生判断老年人有无尿路感染、肾脏器官病变等。常见的尿液标本有尿常规标本、12 小时或 24 小时尿标本、尿培养标本。其中，尿常规标本主要用于检查尿液的颜色、透明度，做尿蛋白和尿糖定性检查等；12 小时或 24 小时尿标本主要用于做尿的定量检查，如尿生化检查等；尿培养标本主要用于细菌培养或细菌敏感实验，以了解病情，协助诊断及治疗。

护理员为老年人采集尿液标本的操作流程如下。

（一）服务前

（1）准备手消毒剂、口罩等，另外，根据不同检验目的准备以下物品：

① 采集尿常规标本：准备一次性尿杯、贴有标签的尿标本瓶、棉签、碘伏、尿壶、便盆、止血钳、一次性橡胶手套等。

② 采集 12 小时或 24 小时尿标本：准备集尿瓶、防腐剂。

③ 采集尿培养标本：准备无菌尿杯、贴有标签的无菌尿标本瓶、无菌棉签、碘伏、尿壶、便盆、止血钳、无菌手套等。

（2）关闭门窗或拉开屏风遮挡。

（3）护理员衣着整洁，戴好口罩，洗净双手。

（4）告知老年人此次采集尿液标本的目的、要求，以取得老年人的配合。

（二）服务中

1. 采集尿常规标本

（1）自理老年人

① 叮嘱老年人洗净双手。

② 将一次性尿杯和尿标本瓶交给老年人，叮嘱老年人排尿前先清洁会阴，在排尿过程中用尿杯接取约 30 毫升的中段尿液，并将尿液倒进尿标本瓶，最后将尿标本瓶交与护理员。

（2）不能自理的老年女性

① 护理员洗净双手并消毒。

② 掀开被子，为老年人脱下裤子，露出会阴，将便盆放置在老年人的臀下。

③ 用棉签蘸取碘伏，对老年人的尿道口进行消毒，在老年人排尿过程中用尿杯接取约 30 毫升的中段尿液，并将尿液倒进尿标本瓶中放置妥当。

④ 待老年人排尿结束后，撤下便盆，为老年人穿好裤子，盖好被子。

（3）不能自理的老年男性

① 洗净双手并消毒。

② 掀开被子，解开老年人的裤扣，暴露阴茎，用棉签蘸取碘伏，对老年人的尿道口进行消毒。

③ 一只手持尿壶准备接取尿液，另一只手握尿杯，在老年人排尿过程中迅速用尿杯接取约 30 毫升的中段尿液，放置一旁。

④ 老年人排尿结束后，放好尿壶，为老年人整理好衣物，再将尿杯中的尿液倒进尿标本瓶中。

（4）戴有留置导尿管的老年人

① 洗净双手并消毒，戴好一次性橡胶手套。

② 上折被子，暴露导尿管和尿袋的引流接口，在导尿管接口上端 3～5 厘米处用止血钳夹紧，关闭尿袋上的放尿端口，分离导尿管与尿袋。

③ 用棉签蘸取碘伏对导尿管末端进行消毒。

④ 将便盆放在床上，并将导尿管末端放入便盆内，取下止血钳，放出部分尿液至便盆内。

⑤ 再次用止血钳夹紧导尿管，将尿标本瓶放置在导尿管的末端，松开导尿管，接取足量的尿液后，夹紧导尿管，并将尿标本瓶放置妥当。

⑥ 再次用棉签蘸取碘伏对导尿管末端消毒，将尿袋衔接端插入导尿管内，打开尿袋上的放尿端口，检查导尿管是否通畅。

2. 采集 12 小时或 24 小时尿标本

（1）若老年人能自理，护理员可将集尿瓶放在阴凉干燥处，并叮嘱老年人于晚上 19:00 或早晨 7:00 排空膀胱后，开始留取尿液，至次日早晨 7:00 留取最后一次尿液；若老年人不能

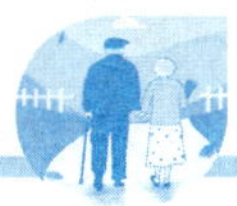

自理，则由护理员协助老年人留取 12 小时或 24 小时尿标本。

（2）护理员应在老年人留取第一次尿液后，在集尿瓶中加入防腐剂。

（3）留取最后一次尿液后，观测集尿瓶内的尿液总量并记录。

（4）充分摇匀后，取出适量尿液送检，并将余尿弃之。

3. 采集尿培养标本

尿培养标本的采集与尿常规标本的采集步骤大致相同，唯一不同的就是尿培养标本的采集应无菌操作。

小贴士

护理员在采集尿液标本时，有以下注意事项：

（1）采集尿液的容器应保持干燥、清洁，容器应一次性使用。

（2）不可将粪便或其他物质混入尿液标本中，更不能从尿垫、便盆、尿袋内采集尿液标本。

（3）从导尿管中采集标本时，应注意无菌操作，以免污染导尿管。

（三）服务后

（1）协助老年人转换至舒适的姿势并整理床单位。

（2）将医疗垃圾放入医疗垃圾桶内，其他垃圾放入生活垃圾桶内。

（3）携用品进入洗漱间，倾倒便盆、尿壶，将其刷洗并消毒后晾干备用。

（4）洗净双手。

（5）将尿液标本送至化验室。

二、采集粪便标本

粪便标本有助于老年人消化系统疾病的诊断与治疗。粪便标本包括常规标本、隐血标本、培养标本、寄生虫检查标本。其中，常规标本主要用于检查粪便的颜色、性状等；隐血标本主要用于检查粪便中肉眼看不见的微量血液；培养标本主要用于检查粪便中的致病菌；寄生虫检查标本主要用于检查粪便中的寄生虫成虫、幼虫、虫卵等。

（一）服务前

（1）准备手消毒剂、口罩、一次性橡胶手套等，另外，根据不同检验目的准备以下物品：

① 采集常规标本和隐血标本：准备清洁便盆、检便匙或无菌棉签、检便盒（图 7-1）等。

② 采集培养标本：准备消毒便盆、无菌棉签、无菌培养管或无菌便盒等。

③ 采集寄生虫检查标本：准备透明薄膜拭子、清洁便盆等。

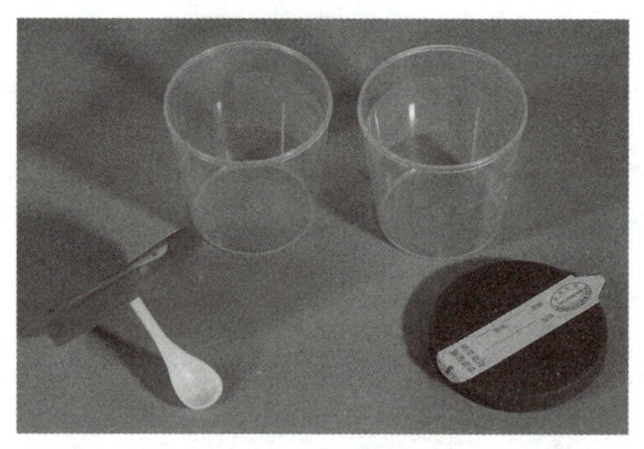

如何采集粪便标本

图 7-1 检便盒

（2）关闭门窗或拉开屏风遮挡。

（3）护理员衣着整洁，洗净双手，戴好口罩和手套。

（4）告知老年人此次采集粪便标本的目的、要求，以取得老年人的配合。

（二）服务中

1. 采集常规标本和隐血标本

（1）对能自理的老年人，叮嘱其在清洁便盆中排便；对不能自理的老年人，应协助其在便盆中排便。

（2）待老年人排便后，用检便匙或无菌棉签取中央部分粪便或异常粪便（如呈稀水样、黏液样的粪便）5 克放于检便盒内，盖上盖子。

2. 采集培养标本

（1）叮嘱或协助老年人排便于消毒便盆内。

（2）待老年人排便后，用无菌棉签取中央部分粪便或异常粪便 2～5 克放于无菌培养管或无菌便盒内，塞紧瓶塞或盖上盖子。

（3）若老年人无便意，则可用长棉签蘸取无菌生理盐水，由肛门插入直肠 6～7 厘米，朝一个方向边旋转边退出，然后将棉签放入无菌培养管中，塞紧瓶塞。

3. 采集寄生虫检查标本

如老年人需要检查蛲虫卵，护理员应用透明薄膜拭子于清晨排便前，自肛门褶皱处拭取标本，获取后立即送检；如老年人需要检查阿米巴原虫，护理员应先用温水将便盆加热至接近患者体温的温度，待老年人排便后连同便盆一起送检。

小贴士

护理员采集粪便标本之前，应提醒老年人排空小便，以免污染粪便标本；应叮嘱老年人采集隐血标本前三天禁食肉类、动物肝脏、血等含铁丰富的食物；原虫和某些蠕虫有周期性排卵现象，在采集寄生虫检查标本后，如果未发现寄生虫或虫卵，应连续送检三天，以免漏诊。

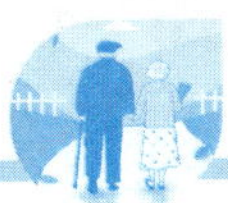

（三）服务后

（1）协助老年人转换至舒适的姿势并整理床单位。

（2）携用品进入洗漱间，倾倒粪便，刷洗便盆并消毒后，将其晾干备用。

（3）洗净双手。

（4）将粪便标本送至化验室。

常见的二便标本中，哪些标本的采集需要无菌操作？无菌操作的注意事项有哪些？

任务实施

为魏爷爷采集二便标本

【任务背景】

魏爷爷长期卧床，生活不能自理，最近其出现腹痛、腹泻、尿频、尿急等情况，医生简单检查后，开具了尿、便常规检查单。

【实施流程】

（1）学生自由分组，每组两人。

（2）小组成员一人扮演魏爷爷，另一人扮演护理员，进行情景演练。演练内容包括：为魏爷爷采集尿常规标本和便常规标本。

（3）以小组为单位，在课上进行演练，主讲教师点评，并填写如表 7-1 所示的任务实施评价表。

表 7-1　任务实施评价表

评分要点	具体要求	总分	得分
基本礼仪	① 衣着整洁，精神饱满 ② 谈吐文雅，举止得体	20	
职业道德	① 爱岗敬业，把为老年人提供优质服务作为第一要务 ② 敬老爱老，在操作过程中充分尊重老年人	20	
专业技能	① 操作规范，遵守操作流程 ② 思路清晰，动作熟练、连贯 ③ 在操作过程中注意保持良好的卫生习惯 ④ 在操作过程中具备安全意识，圆满完成任务	50	
应急处理	对任务实施过程中出现的意外情况，能迅速地进行分析并妥善处理	10	

任务二　采集其他标本

情景导入

吕爷爷于三年前入住夕阳红养老院。吕爷爷平时喜欢抽烟，有 40 多年的抽烟史，一年前，吕爷爷因患上了慢性阻塞性肺疾病，医生告诫其必须戒烟。

但李悦发现，吕爷爷经常会趁自己不注意偷偷抽烟，且多次劝说无果。近两日，吕爷爷出现咳嗽加剧、咯血、胸痛、发热等症状。李悦将吕爷爷的症状反馈给医生后，医生开具了痰常规的检查单。

思考：

李悦应如何为吕爷爷采集痰常规标本？

一、采集痰标本

健康人群通常无痰，或仅有少量泡沫样或黏液样痰。当机体的呼吸系统发生病变时，其痰量明显增多，痰液的颜色和性状发生改变。

痰标本包括痰常规标本、24 小时痰标本、痰培养标本。痰常规标本主要用于检查痰的一般性状，痰内癌细胞、细菌和虫卵等；24 小时痰标本主要用于检查 24 小时痰量、痰液的性状等；痰培养标本主要用于检查痰液中的致病菌，或进行药物敏感试验。

护理员为老年人采集痰标本的操作流程如下。

（一）服务前

（1）准备手消毒剂、漱口水、一次性护理垫、电动吸引器（图 7-2）、生理盐水、弯盘、吸痰管、无菌持物钳等，另外，根据不同检验目的准备清洁痰盒、集痰器、无菌痰盒等物品。

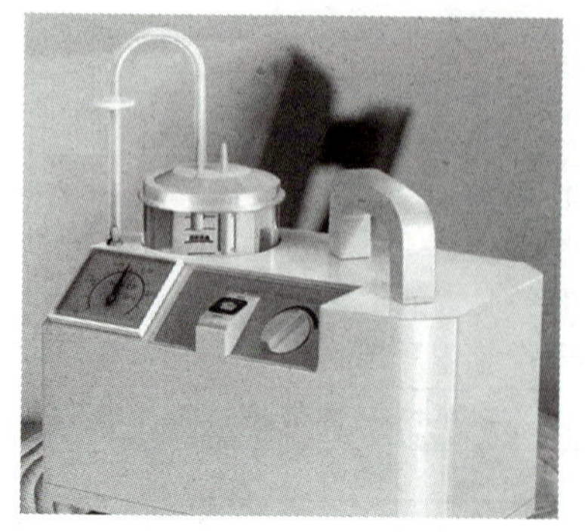

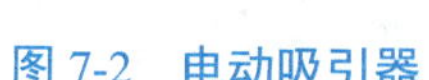
图 7-2　电动吸引器

如何采集痰标本

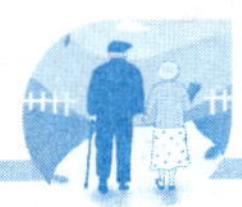

（2）护理员衣着整洁，洗净双手，戴好口罩和手套。

（3）告知老年人此次采集痰标本的目的、要求，以取得老年人的配合。

（二）服务中

1．痰常规标本

对能自行留痰的老年人，叮嘱其晨起后先漱口，多次深呼吸后用力咳出气管深处的痰液，并将痰液吐入清洁痰盒内，盖好盖子。

对无法自行留痰的老年人，护理员应为其吸痰，具体操作流程如下：

（1）协助老年人面向护理员侧卧，在老年人侧肩、头部位置垫上一次性护理垫，检查老年人的口腔，取下活动义齿。

（2）接通电动吸引器电源，连接吸引连接管与吸痰管，打开吸引器开关，根据老年人的情况调节负压，将吸痰管的另一端放入装有生理盐水的弯盘中，测试吸痰管是否通畅。

（3）一只手将吸引连接管反折，以阻断负压，另一只手用无菌持物钳夹住吸痰管，插入老年人的口咽部。

（4）松开无菌持物钳，并用手捏住吸痰管，松开反折部分。

（5）手捏吸痰管，边左右旋转边向上提拉，为老年人吸痰。

（6）吸痰完毕，取出吸痰管，从弯盘中吸取少量生理盐水，冲洗吸痰管，关闭吸引器开关，将吸痰管与吸引连接管分离。

（7）协助老年人漱口，并擦净老年人嘴角的水痕。

（8）撤掉一次性护理垫，协助老年人转换至舒适的体位，整理床单位。

小贴士

使用电动吸引器吸痰时，每次抽吸时间不宜超过15秒，如痰未吸净，应休息3～5分钟之后再吸。操作过程中，应观察老年人的呼吸情况，如有异常，应立即反馈给医护人员。

2．24小时痰标本

在集痰器中加入少许清水。若老年人能自行留痰，则护理员可叮嘱老年人从早晨7:00漱口后、进食前的第一口痰开始留取，至次日早晨7:00的最后一口痰，将24小时痰液全部收集于集痰器内；若老年人无法自行留痰，则由护理员使用电动吸引器为其留取24小时痰液。

3．痰培养标本

（1）对能自行留痰的老年人，护理员可叮嘱其晨起进食前，先用漱口水漱口，再用力咳出气管深处的痰液，并将痰液吐入无菌痰盒内，盖好盖子。

（2）对于无法自行留痰的老年人，其取痰方法同痰常规标本，此处不再赘述。

（三）服务后

（1）清洗弯盘、吸痰管后进行消毒，将其晾干备用。

（2）将其他用品放回原处备用。

（3）洗净双手。

（4）将痰标本送至化验室。

二、采集咽拭子标本

采集咽拭子标本的目的是从机体的咽部取分泌物，用于细菌培养或病毒分离，从而确定机体所患疾病。护理员为老年人采集咽拭子标本的具体操作流程如下。

（一）服务前

（1）准备无菌咽拭子、病毒采样管、压舌板等。

（2）护理员衣着整洁，洗净双手，戴好口罩和手套。

（3）告知老年人此次采集咽拭子标本的目的、要求，以取得老年人的配合。

（二）服务中

（1）核对老年人信息，并将条码贴在病毒采样管上。

（2）协助老年人坐好或平卧在床。

（3）对于能自理的老年人，叮嘱其用温水漱口；对于不能自理的老年人，应协助老年人漱口。

（4）取咽拭子并打开外包装，暴露手持端，取出拭子，叮嘱老年人将头稍微往后仰，同时发“啊”音。

（5）左手持压舌板压住老年人的舌头，完全暴露老年人的咽后壁，右手紧捏咽拭子末端，反复擦拭老年人的咽后壁和两侧扁桃体（图 7-3），收集黏膜细胞。

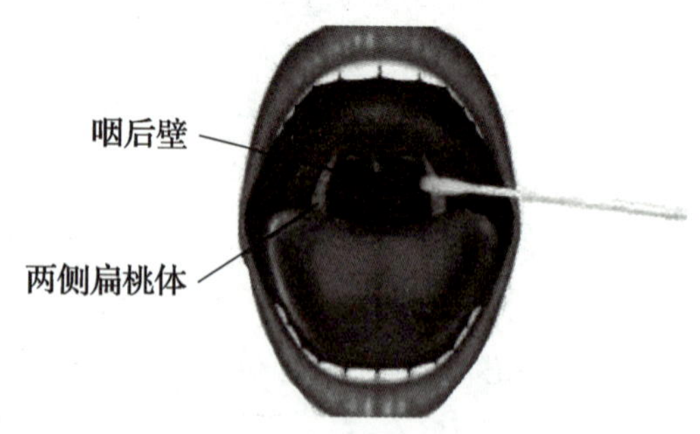

图 7-3　咽后壁和两侧扁桃体

（6）采集完毕，缓缓取出咽拭子，将压舌板扔进医用垃圾桶。

（7）取出并打开病毒采样管，将咽拭子垂直放入其中，并在折痕处折断咽拭子，将其扔进医用垃圾桶内，盖紧病毒采样管的盖子。

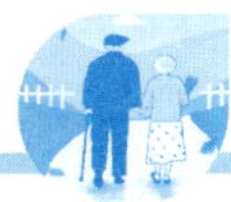

（8）将手套、口罩扔进医用垃圾桶。

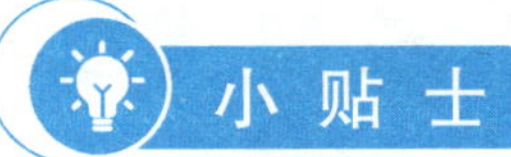

护理员在为老年人采集咽拭子标本的过程中，有以下注意事项：

（1）在采集标本前，应确保所使用产品在有效使用期内且外包装无破损。

（2）应避免在进食后两小时内采集咽拭子标本，防止老年人呕吐。

（3）采集标本时，咽拭子不可触及其他部位，以确保所留标本的准确性。

（4）在采集标本的过程中，应严格执行无菌操作。

（5）采集标本的时间不宜过长，以免刺激咽喉部。

（6）若老年人出现咳嗽、恶心、呕吐等情况，则应立即停止操作，待老年人情绪稳定后，再次采集咽拭子标本。

（三）服务后

（1）协助老年人转换至舒适的姿势并整理床单位。

（2）标注标本采集时间，将标本及时送检。

任务实施

为陶奶奶采集痰常规标本

【任务背景】

陶奶奶出现发热、咳嗽、呼吸急促、咳痰且胸痛等症状，医生进行初步检查后，开具了痰常规的检查单。

【实施流程】

（1）学生自由分组，每组两人。

（2）小组成员一人扮演陶奶奶，另一人扮演护理员，进行情景演练。演练内容为：为陶奶奶采集痰常规标本。

（3）以小组为单位，在课上进行演练，主讲教师点评，并填写如表 7-2 所示的任务实施评价表。

表 7-2　任务实施评价表

评分要点	具体要求	总分	得分
基本礼仪	① 衣着整洁，精神饱满 ② 谈吐文雅，举止得体	20	
职业道德	① 爱岗敬业，把为老年人提供优质服务作为第一要务 ② 敬老爱老，在操作过程中充分尊重老年人	20	

（续表）

评分要点	具体要求	总分	得分
专业技能	① 操作规范，遵守操作流程 ② 思路清晰，动作熟练、连贯 ③ 在操作过程中注意保持良好的卫生习惯 ④ 在操作过程中具备安全意识，圆满完成任务	50	
应急处理	对任务实施过程中出现的意外情况，能迅速地进行分析并妥善处理	10	

项目自评

1．填空题

（1）_________标本主要用于检查尿液的颜色、透明度，做尿蛋白和尿糖定性检查等。

（2）粪便标本包括常规标本、__________标本、培养标本、__________标本。

（3）采集__________标本的目的是从机体的咽部取分泌物，用于细菌培养或病毒分离，从而确定机体所患疾病。

2．单项选择题

（1）吴奶奶需要留取粪便隐血标本，以下几组食物中，吴奶奶可以吃的是（　　）。

A．卷心菜、五香牛肉　　B．茭白、鸡蛋

C．油豆腐、鸡血汤　　D．炒肝、胡萝卜

（2）培养标本主要用于检查粪便中的（　　）。

A．微量血液　　B．寄生虫

C．致病菌　　D．分泌物

（3）痰标本中，主要用于检查痰的一般性状，痰内癌细胞、细菌和虫卵的是（　　）。

A．痰常规标本　　B．12 小时痰标本

C．24 小时痰标本　　D．痰培养标本

3．简答题

（1）简述为戴有留置导尿管的老年人采集尿常规标本的操作流程。

（2）简述采集咽拭子标本的操作流程。

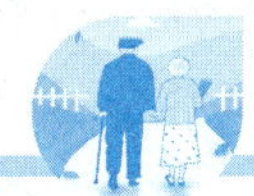

学习成果评价

请进行学习成果评价，并将评价结果填入表 7-3 中。

表 7-3　学习成果评价表

<table>
<tr><td>班级</td><td></td><td>组号</td><td></td><td>日期</td><td></td></tr>
<tr><td>姓名</td><td></td><td>学号</td><td></td><td>主讲教师</td><td></td></tr>
<tr><td>项目名称</td><td colspan="5">常用标本的采集</td></tr>
<tr><td>评价项目</td><td colspan="3">评价内容</td><td>满分</td><td>评分</td></tr>
<tr><td rowspan="4">实践技能
80%</td><td colspan="3">能够正确地为老年人采集尿液标本</td><td>20</td><td></td></tr>
<tr><td colspan="3">能够正确地为老年人采集粪便标本</td><td>20</td><td></td></tr>
<tr><td colspan="3">能够正确地为老年人采集痰标本</td><td>20</td><td></td></tr>
<tr><td colspan="3">能够正确地为老年人采集咽拭子标本</td><td>20</td><td></td></tr>
<tr><td rowspan="4">综合素养
20%</td><td colspan="3">具备良好的学习态度，能积极参与教学活动，主动学习、思考、讨论</td><td>5</td><td></td></tr>
<tr><td colspan="3">树立服务第一的理念，以满足老年人的实际需求为出发点，为老年人提供真诚、细致、周到的服务</td><td>5</td><td></td></tr>
<tr><td colspan="3">积极弘扬尊老敬老的中华民族传统美德，勇于承担爱老助老的社会责任</td><td>5</td><td></td></tr>
<tr><td colspan="3">增强对养老护理行业的信心，自觉投身养老护理行业，努力成长为有理想、有责任、有担当的“青春养老人”</td><td>5</td><td></td></tr>
<tr><td colspan="4">合计</td><td>100</td><td></td></tr>
<tr><td>自我评价</td><td colspan="5"></td></tr>
<tr><td>教师评价</td><td colspan="5"></td></tr>
</table>

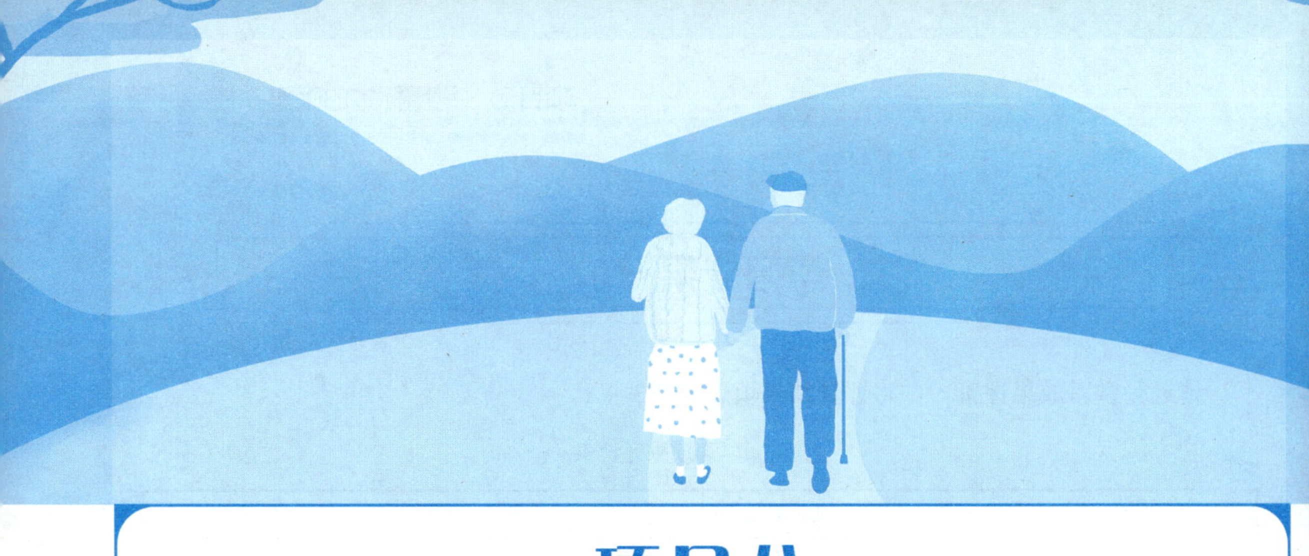

项目八 老年人用药护理

项目引言

老年人属于疾病高发人群，且易同时患有多种疾病，导致其用药种类多，发生药品不良反应的概率较高。护理员应自觉学习老年人用药护理的相关知识，帮助老年人解除疾病困扰，维护健康，提高生活质量。

知识目标

- 掌握口服给药的原则。
- 熟悉药品不良反应及处理方法。
- 掌握协助老年人口服给药的操作流程。
- 了解吸入给药的概念。
- 掌握使用超声雾化吸入法、氧气雾化吸入法协助老年人用药的操作流程。
- 掌握指导老年人使用手持式雾化吸入法进行吸入给药的操作流程。
- 掌握协助老年人滴眼剂、滴耳剂、滴鼻剂、使用阴道栓剂的操作流程。

素质目标

- 培养细节意识，在为老年人提供用药护理的过程中，做到耐心、细心。
- 培养规则意识，能够严格遵守医嘱和药品使用原则，确保老年人用药安全。

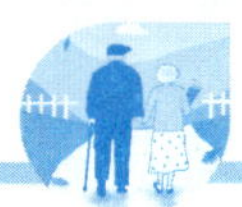

任务一　协助老年人口服给药

情景导入

杨爷爷患高血压多年，于一年前入住夕阳红养老院。随着年龄的增长，杨爷爷的记忆力减退，经常忘记按时服用降压药。最近，李悦发现杨爷爷的血压控制得不是很理想，于是报告了值班医生。医生叮嘱李悦每天协助杨爷爷服用一片左旋氨氯地平片。

思考：

（1）李悦协助杨爷爷服用药品时，应遵循哪些原则？

（2）李悦应如何协助杨爷爷服用降压药？

一、口服给药的原则

口服给药是指药品经口服后，通过胃肠道吸收进入血液循环，到达全身组织，从而达到治疗疾病、维持正常生理功能等目的的给药方法。口服给药是临床上最常用、最方便、适用范围最广的给药方法，但它不适用于急救患者和意识不清、呕吐不止、禁食的患者。

护理员在协助老年人口服给药时，要遵循以下原则：

（1）根据医嘱给药。当老年人需要遵医嘱用药时，护理员首先应核对医嘱和药品，若有疑问，应及时联系老年人的主治医生，不可盲目执行，更不可私自更改。

（2）严格执行查对制度。护理员在给药的过程中一定要做到“五个准确、七对、三查、一注意”。“五个准确”即药品准确、剂量准确、给药方法准确、给药时间准确、给药对象准确；“七对”即核对药名、剂量、浓度、给药方法、给药时间、老年人的床号、老年人的姓名；“三查”即给药前检查、给药中检查、给药后检查；“一注意”即注意观察老年人用药后的反应。

课堂互动

护理员能够将药品放到老年人手中就离开吗？这样会给老年人带来哪些危险？

二、药品不良反应及处理方法

我国《药品不良反应报告和监测管理办法》将药品不良反应定义为：合格药品在正常用法、用量下出现的与用药目的无关的有害反应。

老年人的身体机能退化、胃肠道黏膜层变薄、免疫机制改变等都会增加其用药后发生不良反应的概率和危害程度，因此，老年人用药后，护理员应密切观察其反应。若出现不良反应，护理员应及时处理。

（一）药品不良反应

药品不良反应分为副作用、毒性反应、变态反应、继发反应、停药反应等，下面主要介绍副作用、毒性反应和变态反应。

1. 副作用

日常使用的药品，大多具有一种以上的药理作用，当某一作用作为治疗目的时，其他作用就成为副作用。副作用随用药目的的变化而变化，但其反应轻微，可以预料，且多数能自行恢复。

2. 毒性反应

毒性反应是指用药过量时，药品对人体造成的病理性损害。毒性反应分为急性毒性反应和慢性毒性反应。急性毒性反应主要由短期内用药过量引起，多损害人体的循环、呼吸、神经等系统的功能；慢性毒性反应主要是长期用药后药物在体内逐渐积累而发生的，多损害人体的肝脏、肾脏等器官的功能。毒性反应一般比较严重，但它也是可以预料的。

3. 变态反应

变态反应又称超敏反应，是人体对某些抗原初次应答后，再次接受相同抗原刺激时所出现的异常过度免疫应答，常常会引起人体组织损伤或功能紊乱。变态反应常见于过敏体质人群，难以预料，反应的严重程度因人而异。

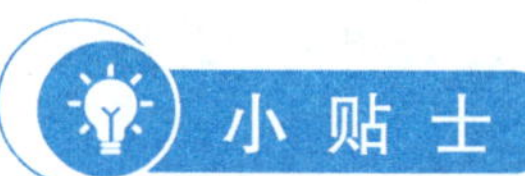

免疫应答是指免疫细胞识别、摄取、处理抗原，继而活化、增殖、分化，最终产生免疫效应的过程。

（二）处理方法

护理员应根据老年人用药后不良反应的严重程度采取相应的护理措施。

若不良反应较轻，且老年人能够接受，护理员一般不需要进行任何处理，该不良反应会在停药后自行消失。若不允许停药，则应继续用药，并针对不良反应采取一些改善措施。例如，若老年人服用磺胺类药物后出现排尿困难，护理员可在老年人服药后，多次协助或监督老年人饮水。

若不良反应较严重，导致老年人病情加重或出现其他异常情况，则护理员应立即停药并告知医生。若不良反应危及生命，如老年人用药后出现严重的低血糖、严重的过敏性休克等，护理员应在等待医护人员到达的同时，让老年人平卧、吸氧、保持呼吸道通畅，测量老年人的生命体征并记录。

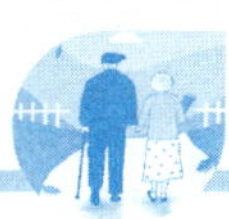

若不良反应不易察觉，如长期服用抗生素会对肝功能有损伤，护理员应在老年人服用药品期间，定期（或提醒家属）带老年人去医院进行肝功能检查，一旦发现异常，应在医生的指导下，停止用药或更换药品。

社区开展老年人合理用药知识讲座

为关爱辖区内老年人的身心健康，提高合理看病、就医认知度，切实做好老年人多重用药规范安全工作，提升老年人用药的安全意识，2023 年 4 月 24 日上午，吉林省长春市长春经济开发区某社区邀请长春医学高等专科学校的王老师，在社区四楼会议室开展了老年人合理用药知识讲座，共有 50 多名社区老年人参加了此次讲座。

讲座上，王老师深入浅出地讲解了生病后就医、用药的技巧及注意事项。王老师指出，老年人用药是一个相当复杂的问题，应兼顾老年人的特点。医生应针对患者病情选用安全、疗效确定、毒副作用相对较低的药品进行治疗；药师可以提醒患者应注意的事项，帮助患者更安全、合理地使用药品，减少不良反应的发生率；患者在治疗中也要严格遵从医嘱，以保证治疗效果。只有医生、药师、患者三方携手努力，才能更好地保障老年人的用药安全。

此外，王老师还与老年人现场互动，结合自己日常工作中遇到的常见的老年人不合理用药现象，用通俗易懂的语言讲述药品的获得、使用、贮存等基础知识，并现场让老年人挑出过期药品。在场的老年人专注倾听，认真做笔记，提出自己日常用药的疑惑。通过王老师的讲解，在场的老年人都收获满满。

资料来源：王丽双，《情暖东方・社区服务篇——老年人合理用药知识讲座》，长春经济技术开发区管理委员会网站，2023 年 4 月 24 日

三、协助老年人口服给药的操作流程

护理员协助老年人口服给药的具体操作流程如下。

如何协助老年人口服药物

（一）服务前

（1）保持室内光线充足、温湿度适宜。

（2）准备医嘱单、药品、水杯、汤匙或吸管、记录单等。

（3）护理员衣着整洁，洗净双手并消毒。

（4）提醒老年人准备服药，以取得老年人的配合。

（二）服务中

（1）核对医嘱单，药品，老年人的床号、姓名等信息。

（2）往水杯中倒入适量温开水。

（3）若老年人能自理，可将药品和水杯递给老年人，叮嘱老年人先饮一小口水润湿咽喉，再将药品服下；若老年人不能自理，则应协助老年人取半坐位，用汤匙或吸管喂老年人饮一小口水，然后将药品放入老年人的口中，再协助老年人饮水，将药品服下。若药品较多，应协助老年人分次服下。

（4）取纸巾为老年人（或由老年人自己）擦净嘴角的水痕。

（5）仔细观察、询问老年人的状况，并与所服药品可能会产生的不良反应进行对照。

（6）将老年人的症状记录在记录单上。

（7）如有异常，及时告知医生。

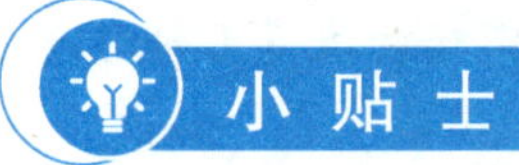

对于吞咽有困难的老年人，应咨询医生后，将固体药品研碎后喂老年人服下。协助患有精神疾病的老年人服药后，应要求其张口，检查所服用的药品是否全部咽下。

（三）服务后

（1）30 分钟后，协助老年人转换至舒适的体位。

（2）将水杯、汤匙清洗干净，浸泡消毒，晾干备用。

（3）将其他物品放回原处备用。

（4）洗净双手。

任务实施

协助贾奶奶口服给药

【任务背景】

贾奶奶长期卧床，生活不能自理，患有慢性荨麻疹。一天早上，护理员照顾贾奶奶洗漱时，发现贾奶奶面部和四肢出现风团。护理员立即通知了值班医生，医生检查后，让护理员协助贾奶奶服用一片氯雷他定片。

【实施流程】

（1）学生自由分组，每组两人。

（2）小组成员一人扮演贾奶奶，另一人扮演护理员，进行情景演练。演练内容包括：协助贾奶奶服药，观察用药后的反应并报告。

（3）以小组为单位，在课上进行演练，主讲教师点评，并填写如表 8-1 所示的任务实施评价表。

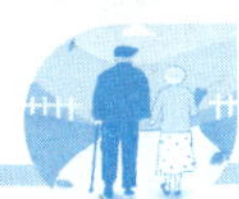

表 8-1　任务实施评价表

评分要点	具体要求	总分	得分
基本礼仪	① 衣着整洁，精神饱满 ② 谈吐文雅，举止得体	20	
职业道德	① 爱岗敬业，把为老年人提供优质服务作为第一要务 ② 敬老爱老，在操作过程中充分尊重老年人	20	
专业技能	① 操作规范，遵守操作流程 ② 思路清晰，动作熟练、连贯 ③ 在操作过程中注意保持良好的卫生习惯 ④ 在操作过程中具备安全意识，圆满完成任务	50	
应急处理	对任务实施过程中出现的意外情况，能迅速地进行分析并妥善处理	10	

任务二　协助老年人吸入给药

情景导入

沈奶奶一周前患感冒，出现咳嗽、打喷嚏、鼻塞等症状。最近两三天，李悦发现沈奶奶出现了气喘、呼吸困难等症状，经医生检查，沈奶奶的肺部感染炎症。于是，医生叮嘱李悦用硫酸特布他林雾化液、吸入用硫酸沙丁胺醇溶液等药品为沈奶奶进行超声雾化治疗。

思考：

（1）李悦应如何为沈奶奶进行超声雾化治疗？

（2）除了超声雾化，你还知道哪些吸入给药方式？

一、吸入给药概述

吸入给药是指通过雾化装置将药液分散成细小的雾滴，经老年人的口、鼻吸入，通过呼吸道黏膜吸收，达到局部或全身治疗目的的方法。吸入给药直接作用于人体的呼吸系统，具有药品用量少、药效快、不良反应轻等优点，临床上常用于湿化呼吸道、稀释痰液、帮助祛痰、解除支气管痉挛、治疗呼吸道感染、消除呼吸道炎症等。

临床上常用的吸入给药方法有超声雾化吸入法、氧气雾化吸入法和手持式雾化吸入法等。

二、超声雾化吸入法

超声雾化吸入法的主要装置是超声波雾化器。超声波雾化器是利用压电晶体的振动产生高频超声波，冲击药液产生雾化微粒的雾化装置，如图 8-1 所示。

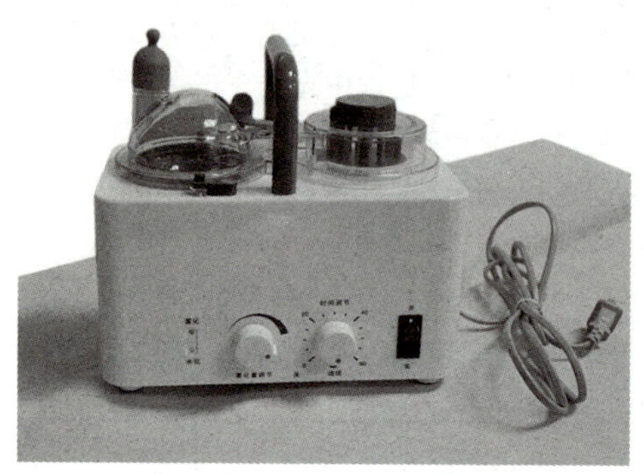

图 8-1　超声波雾化器

超声波雾化器的雾量大小可以调节，雾滴小而均匀，可直接到达终末细支气管和肺泡。此外，其电子部件还能对药液进行加热，使老年人吸入的雾滴温度适宜。

护理员使用超声雾化吸入法协助老年人用药的操作流程如下。

（一）服务前

（1）保持室内光线充足、安静、温湿度适宜。

（2）准备医嘱单、超声波雾化器、冷蒸馏水、药品、量杯、毛巾等。

（3）护理员衣着整洁，戴好口罩，洗净双手并消毒。

（4）提醒老年人准备使用超声雾化吸入法用药，以取得老年人的配合。

（二）服务中

（1）核对医嘱单、药品及老年人的床号、姓名等信息。

（2）检查超声波雾化器的各部件是否完好。

（3）在水槽中加入适量冷蒸馏水。

（4）用量杯量取药品，并按医嘱稀释药品后，倒入雾化罐内。检查无漏水情况后，将雾化罐放入水槽中，连接螺纹管和咬嘴（或面罩）。

（5）若老年人戴有义齿，应协助其摘下义齿，并取舒适的卧位，将毛巾围于其颌下及胸前。

（6）接通电源，旋转定时器旋钮和雾量调节旋钮，调节雾化时间和雾量大小，打开风量开关，打开电源开关。

（7）若老年人能配合，则将咬嘴放入老年人的口中后指导其深呼吸；若老年人不能配合使用咬嘴，则将面罩固定在老年人的口鼻部，并指导其深呼吸。

（8）雾化结束后，取下咬嘴或面罩，关闭风量开关，最后关闭电源开关。

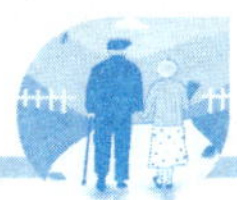

小贴士

护理员在使用超声雾化吸入法协助老年人用药的过程中，有以下注意事项：

（1）不可在水槽和雾化罐内加入热水，水槽内无水时，不可开机，以免损坏机器。水槽内的水温超过50℃或水量不足时，应关机并更换或添加冷蒸馏水。

（2）雾化过程中，若需要加入药液，可直接从雾化罐上的小孔中加入。

（3）每次雾化的时间为15～20分钟，若雾化所需时间较长，可分次进行。

（4）雾量过大会引起老年人不适，雾量过小则达不到治疗效果，护理员应根据老年人的需要和耐受情况适当调节雾量大小。

（5）注意观察老年人的痰液排出情况，若老年人出现排痰困难的情况，应及时为其叩背排痰。

（三）服务后

（1）用毛巾擦净老年人的面部，帮助老年人转换至舒适的姿势，并整理床单位。

（2）倒掉水槽内的水，擦净水槽和水槽底部的晶片。

（3）将咬嘴或面罩、螺纹管、雾化罐、量杯清洗干净后消毒，晾干备用。

（4）将其他用品放回原处备用。

（5）洗净双手，记录雾化开始时间及持续时间、老年人的反应。

三、氧气雾化吸入法

氧气雾化吸入法是利用高速氧气气流使药液变成雾状，随气体进入呼吸道而产生疗效的方法，该方法可以在治疗老年人呼吸道疾病的同时使得老年人吸入氧气。

护理员使用氧气雾化吸入法协助老年人用药的操作步骤如下。

（一）服务前

（1）保持室内光线充足、安静、温湿度适宜。

（2）准备医嘱单、吸氧装置、一次性氧气雾化吸入器（图8-2）、药品、毛巾等。

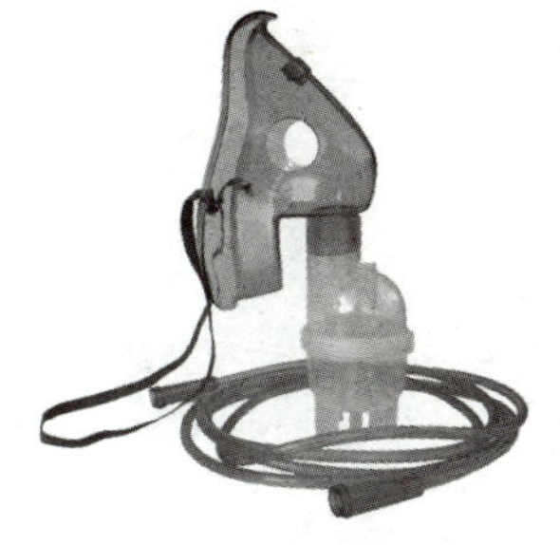

图8-2　一次性氧气雾化吸入器

如何使用氧气雾化吸入法协助老年人用药

（3）护理员衣着整洁，戴好口罩，洗净双手并消毒。

（4）提醒老年人准备使用氧气雾化吸入法用药，以取得老年人的配合。

（二）服务中

（1）核对医嘱单、药品及老年人的床号、姓名等信息。

（2）协助老年人摘下义齿并转换至舒适的体位，将毛巾围于老年人的颌下及胸前。

（3）检查一次性氧气雾化吸入器性能，稀释药品后，将其注入一次性氧气雾化吸入器的储液罐内。

（4）连接一次性氧气雾化吸入器的接气口与吸氧装置，将氧气流量调至 6～8 升/分钟。

（5）将面罩固定在老年人的口鼻部，指导其紧闭嘴唇并深呼吸。

（6）雾化结束后，取下面罩，撤下一次性氧气雾化吸入器，关闭吸氧装置。

小贴士

操作过程中，严禁接触烟火和易燃易爆物品，确保用氧安全。

（三）服务后

（1）用毛巾擦净老年人的面部，帮助老年人转换至舒适的姿势，并整理床单位。

（2）将一次性氧气雾化吸入器扔进医用垃圾桶，将其他用品放回原处备用。

（3）洗净双手，记录雾化开始时间及持续时间、老年人的反应。

四、手持式雾化吸入法

手持式雾化吸入法的主要装置是手压式雾化吸入器（图 8-3）。手压式雾化吸入器由瓶身、喷雾头、喷嘴组成。使用时将瓶身倒置，按压顶部，药液就会以雾滴的形式从喷嘴喷出，随老年人吸气进入气管、支气管，进而达到治疗目的。

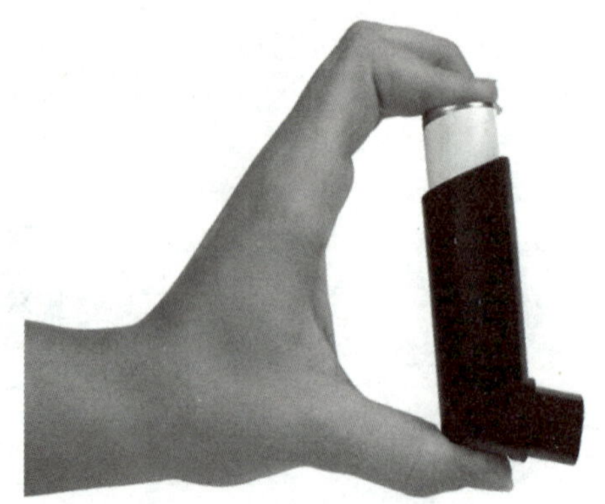

图 8-3　手压式雾化吸入器

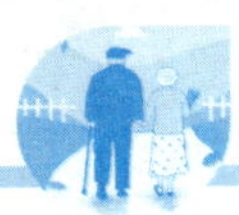

手压式雾化吸入器便于携带，操作简单，护理员应教会自理、半自理老年人自行使用，具体方法如下：

（1）指导老年人在床上坐好，摘下义齿，取下手压式雾化吸入器的保护盖，充分摇匀药液。

（2）指导老年人将手压式雾化吸入器倒置，张嘴，将喷嘴放入口中，深吸气的同时按压雾化吸入器的顶部，深吸气后尽可能屏气 5～10 秒再呼气。

（3）指导老年人重复操作 1～2 次。操作完成后，盖好手压式雾化吸入器的保护盖，将其放置于阴凉处（30℃以下）保存。

（4）告知老年人两次用药间隔时间应不少于 3 小时，提醒其不可随意增加用量或减少间隔时间，以免造成药品不良反应。

任务实施

协助穆爷爷吸入给药

【任务背景】

穆爷爷生活不能自理，近来出现痰多、痰液不易咳出等症状。医生检查后，让护理员使用生理盐水、吸入用布地奈德混悬液、庆大霉素为穆爷爷进行氧气雾化治疗。

【实施流程】

（1）学生自由分组，每组两人。

（2）小组成员一人扮演穆爷爷，另一人扮演护理员，进行情景演练。演练内容为：使用氧气雾化吸入法协助穆爷爷用药。

（3）以小组为单位，在课上进行演练，主讲教师点评，并填写如表 8-2 所示的任务实施评价表。

表 8-2　任务实施评价表

评分要点	具体要求	总分	得分
基本礼仪	① 衣着整洁，精神饱满 ② 谈吐文雅，举止得体	20	
职业道德	① 爱岗敬业，把为老年人提供优质服务作为第一要务 ② 敬老爱老，在操作过程中充分尊重老年人	20	
专业技能	① 操作规范，遵守操作流程 ② 思路清晰，动作熟练、连贯 ③ 在操作过程中注意保持良好的卫生习惯 ④ 在操作过程中具备安全意识，圆满完成任务	50	
应急处理	对任务实施过程中出现的意外情况，能迅速地进行分析并妥善处理	10	

任务三　协助老年人使用外用药

情景导入

蒋爷爷轻度失智。一天，李悦在帮蒋爷爷洗脸时，发现他外耳道皮肤充血、红肿，有脓液流出。李悦立即找来医生，医生检查后发现蒋爷爷外耳道细菌感染，于是让李悦每天帮助蒋爷爷使用滴耳剂进行治疗。

思考：

李悦应如何帮助蒋爷爷使用滴耳剂？

一、协助老年人使用滴眼剂

随着年龄的增长，老年人的眼部组织会发生退行性变化，导致其容易患眼部疾病，如干眼症、白内障、青光眼等。为了预防、治疗眼部疾病，护理员应遵医嘱协助老年人使用滴眼剂，具体操作流程如下。

（一）服务前

（1）保持室内光线充足、安静、温湿度适宜。

（2）准备医嘱单、眼剂、无菌棉签、纸巾、手消毒剂等。

（3）护理员衣着整洁，戴好口罩，洗净双手并消毒。

（4）提醒老年人准备使用滴眼剂，以取得老年人的配合。

如何为老年人滴眼药

（二）服务中

（1）核对医嘱单、药品及老年人的床号、姓名等信息。

（2）协助老年人取坐位或仰卧位。

（3）取无菌棉签，擦净老年人眼角的分泌物。

（4）叮嘱老年人将头稍后仰，眼睛向上看。

（5）打开滴眼剂的盖子，将盖子口朝上或朝侧面放置，摇匀药液。

（6）用左手的食指（或用无菌棉签）将老年人的下眼睑轻轻下拉并固定。

（7）右手持滴眼剂，将手腕尺侧放在老年人的额头上，以固定右手，在距离其眼睑2～3厘米处，滴1～2滴药液于结膜囊处，如图8-4所示。

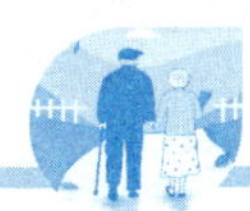

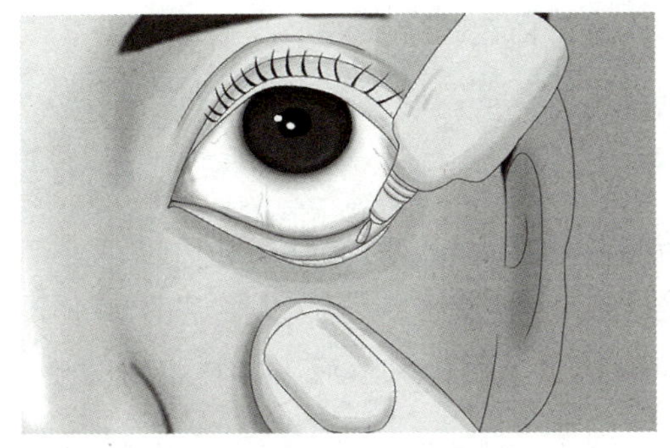

图 8-4　滴药液于结膜囊处

（8）轻提上眼睑，叮嘱老年人闭眼 1～2 分钟，转动眼球，让药液均匀分布于眼睛内。

（9）用纸巾擦净老年人眼睛周围的药液。

小贴士

护理员协助老年人使用滴眼剂时，有以下注意事项：

（1）应检查滴眼剂是否在保质期内，有无浑浊、沉淀等情况。

（2）不可将药液直接滴在老年人的角膜上，以免其因角膜反射而闭眼，将药液挤出。

（3）需要使用数种滴眼剂时，应先使用刺激性弱的，再使用刺激性强的。使用一种滴眼剂之后，应遵医嘱间隔一段时间再使用另一种滴眼剂。

（4）滴眼剂应专人专用，以免交叉感染。

（三）服务后

（1）协助老年人转换至舒适的姿势，整理床单位。

（2）将使用过的无菌棉签扔进医用垃圾桶，将其他用品放回原处备用。

（3）洗净双手，并记录老年人使用滴眼剂后的情况。

二、协助老年人使用滴耳剂

当老年人患有中耳炎、外耳道炎、耵聍栓塞等耳部疾病时，常需要护理员向其耳内滴入耳剂，以达到消炎、软化耵聍等目的。

护理员协助老年人使用滴耳剂的操作流程如下。

（一）服务前

（1）保持室内光线充足、安静、温湿度适宜。

（2）准备医嘱单、耳剂、无菌棉签、过氧化氢溶液（浓度为 3%）、镊子、医用无菌棉球等。

（3）护理员衣着整洁，戴好口罩，洗净双手并消毒。

（4）告知老年人准备使用滴耳剂，以取得老年人的配合。

（二）服务中

（1）核对医嘱单、药品及老年人的床号、姓名等信息。

（2）协助老年人取坐位或侧卧位，叮嘱老年人将患耳朝上。

（3）取无菌棉签并蘸取适量过氧化氢溶液，将耳道内的分泌物清洗干净，另取干净的无菌棉签擦干耳道。

（4）打开滴耳剂的盖子，摇匀药液。

（5）一只手将耳郭向后上方轻拉，另一只手持滴耳剂，沿着耳道壁滴入适量药液，如图 8-5 所示。

（6）用手指按压耳屏数次（图 8-6），使药液进入中耳，然后用镊子取医用无菌棉球塞入耳道。

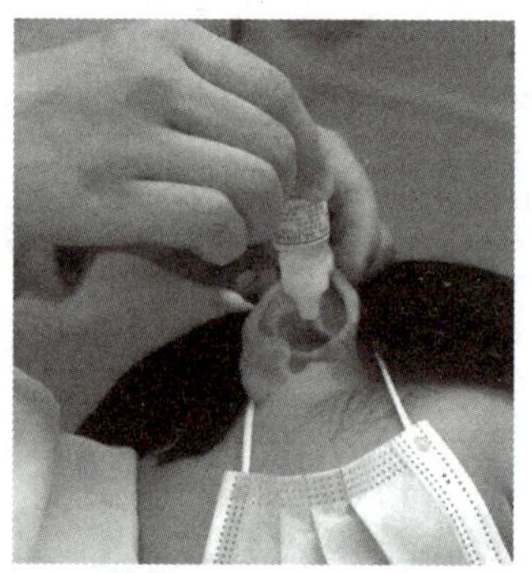

图 8-5　滴入药液

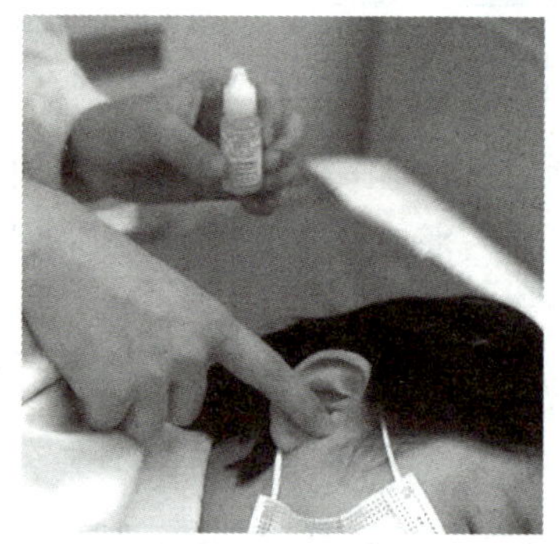

图 8-6　按压耳屏

（7）用纸巾擦净外流的药液，叮嘱老年人保持原体位 1～2 分钟。

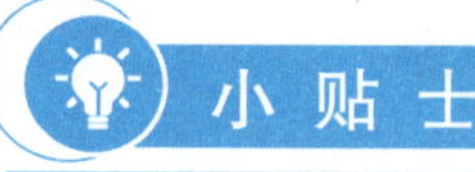

护理员协助老年人使用滴耳剂时，有以下注意事项：

（1）清洁耳道时，棉签不可太湿，以免过氧化氢溶液进入中耳和内耳。

（2）应检查滴耳剂是否在保质期内，有无变色、浑浊、沉淀等情况。

（3）如需使用数种滴耳剂，每种滴耳剂应间隔一定时间。如需为对侧耳朵使用滴耳剂，应间隔 5～10 分钟。

（4）使用滴耳剂时，应避免滴管接触耳道，以免污染药液。

（三）服务后

（1）协助老年人转换至舒适的姿势，整理床单位。

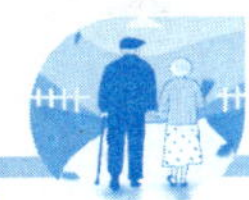

（2）将垃圾扔进垃圾桶，将用品放回原处备用。

（3）洗净双手，并记录老年人使用滴耳剂后的情况。

三、协助老年人滴鼻剂

鼻剂可治疗鼻炎、鼻窦炎，缓解鼻塞、流涕、打喷嚏等症状。护理员协助老年人滴鼻剂的操作流程如下。

（一）服务前

（1）保持室内光线充足、安静、温湿度适宜。

（2）准备医嘱单、鼻剂、无菌棉签、手消毒剂、记录单、笔、软枕等。

（3）护理员衣着整洁，洗净双手并消毒。

（4）提醒老年人准备滴鼻剂，以取得老年人的配合。

（二）服务中

（1）核对医嘱单、药品及老年人的床号、姓名等信息。

（2）根据老年人的身体状况选择合适的体位。若取坐位，可指导老年人往后坐，将头靠在椅背上；若取仰卧位，则应在老年人的肩下垫软枕，指导老年人将头尽量后仰，鼻孔朝上。

（3）协助老年人排出鼻腔内的分泌物，并取无菌棉签，蘸湿后为老年人清洁鼻腔。

（4）打开鼻剂的盖子，将盖子口朝上或朝侧面放置，摇匀药液。

（5）一只手轻推老年人的鼻尖，另一只手持鼻剂在距离鼻孔约 2 厘米处滴入适量药液。

（6）轻捏老年人的鼻翼，使药液均匀接触鼻腔黏膜，并进入鼻道。

（7）用纸巾擦净外流的药液。

（三）服务后

（1）协助老年人转换至舒适的姿势，整理床单位。

（2）将垃圾扔进垃圾桶，将用品放回原处备用。

（3）洗净双手，并记录老年人使用鼻剂后的情况。

四、协助老年人使用阴道栓剂

随着年龄的增长，老年女性的卵巢机能减退，雌激素水平下降，阴道壁萎缩，阴道膜变薄，使得其更容易患阴道炎、宫颈炎等妇科疾病。阴道栓剂是治疗妇科疾病的常见药品，使用时需要将其塞入阴道内。护理员应掌握协助老年人使用阴道栓剂的操作流程。

（一）服务前

（1）保持室内光线充足、安静、温湿度适宜。

(2) 关闭门窗或拉起屏风遮挡。

(3) 准备医嘱单、阴道栓剂、无菌手套、栓剂助推器、一次性护理垫、卫生护垫等。

(4) 护理员衣着整洁，戴好口罩，洗净双手并消毒。

(5) 告知老年人准备使用阴道栓剂，以取得老年人的配合。

(二) 服务中

(1) 核对医嘱单、药品及老年人的床号、姓名等信息。

(2) 提醒老年人用药前排空大小便。

(3) 在床上适宜位置垫上一次性护理垫。

(4) 协助老年人（或由老年人自己）清洗会阴。

(5) 协助老年人脱去一侧裤腿，暴露会阴，并协助老年人仰卧在床上，使其臀部位于一次性护理垫上，叮嘱老年人双腿分开并屈膝。

(6) 双手再次消毒并戴上无菌手套。

(7) 用手或使用栓剂助推器将阴道栓剂沿阴道下方轻轻推入 5 厘米，到达阴道穹窿处。

(8) 协助老年人垫好卫生护垫，穿好裤子。

(9) 叮嘱老年人至少平卧 15 分钟。

(三) 服务后

(1) 撤去一次性护理垫，协助老年人转换至舒适的姿势，整理床单位。

(2) 将垃圾扔进垃圾桶，将用品放回原处备用。

(3) 洗净双手，并记录老年人使用阴道栓剂后的情况。

任务实施

协助郑奶奶使用滴眼剂

【任务背景】

近两日，郑奶奶出现双眼疼痛、畏光、流泪、分泌物增多等症状。经诊断，郑奶奶患上了细菌性结膜炎，医生让护理员早晚为郑奶奶滴盐酸莫西沙星滴眼液。

【实施流程】

(1) 学生自由分组，每组两人。

(2) 小组成员一人扮演郑奶奶，另一人扮演护理员，进行情景演练。演练内容为：协助郑奶奶使用滴眼剂。

(3) 以小组为单位，在课上进行演练，主讲教师点评，并填写如表 8-3 所示的任务实施评价表。

表 8-3　任务实施评价表

评分要点	具体要求	总分	得分
基本礼仪	① 衣着整洁，精神饱满 ② 谈吐文雅，举止得体	20	
职业道德	① 爱岗敬业，把为老年人提供优质服务作为第一要务 ② 敬老爱老，在操作过程中充分尊重老年人	20	
专业技能	① 操作规范，遵守操作流程 ② 思路清晰，动作熟练、连贯 ③ 在操作过程中注意保持良好的卫生习惯 ④ 在操作过程中具备安全意识，圆满完成任务	50	
应急处理	对任务实施过程中出现的意外情况，能迅速地进行分析并妥善处理	10	

项目自评

1．填空题

（1）__________是指药品经口服后，通过胃肠道吸收进入血液循环，到达全身组织，从而达到治疗疾病、维持正常生理功能等目的的给药方法。

（2）__________是指用药过量时，药品对人体造成的病理性损害。

（3）临床上常用的吸入给药方法有__________、氧气雾化吸入法和__________等。

（4）在使用氧气雾化吸入法时，护理员应将氧气流量调至__________升/分钟。

2．单项选择题

（1）下列关于药品不良反应的叙述，错误的是（　　）。

A．药品不良反应是指合格药品在正常用法、用量下出现的与用药目的无关的有害反应

B．老年人用药后发生不良反应的概率较高

C．药品的副作用不可预料

D．药品不良反应分为副作用、毒性反应、变态反应、继发反应、停药反应等

（2）吸入给药的优点不包括（　　）。

A．药品用量少　　B．使用方便

C．药效快　　D．不良反应轻

（3）在协助老年人使用滴眼剂时，护理员应在距离老年人眼睑 2～3 厘米处，滴 1～2 滴药液于（　　）处。

A．结膜囊　　B．巩膜　　C．虹膜　　D．角膜

3. 简答题

（1）简述口服给药的原则。

（2）简述老年人出现药品不良反应的处理方法。

学习成果评价

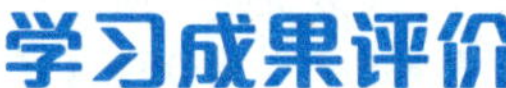

请进行学习成果评价，并将评价结果填入表 8-4 中。

表 8-4　学习成果评价表

<table>
<tr><td>班级</td><td></td><td>组号</td><td></td><td>日期</td><td></td></tr>
<tr><td>姓名</td><td></td><td>学号</td><td></td><td>主讲教师</td><td></td></tr>
<tr><td>项目名称</td><td colspan="5">老年人用药护理</td></tr>
<tr><td>评价项目</td><td colspan="3">评价内容</td><td>满分</td><td>评分</td></tr>
<tr><td rowspan="3">理论知识
25%</td><td colspan="3">口服给药的原则</td><td>10</td><td></td></tr>
<tr><td colspan="3">药品不良反应及处理方法</td><td>10</td><td></td></tr>
<tr><td colspan="3">吸入给药的概念和方法</td><td>5</td><td></td></tr>
<tr><td rowspan="4">实践技能
55%</td><td colspan="3">能够协助老年人口服给药</td><td>10</td><td></td></tr>
<tr><td colspan="3">能够使用超声雾化吸入法、氧气雾化吸入法协助老年人用药</td><td>15</td><td></td></tr>
<tr><td colspan="3">能够指导老年人使用手持式雾化吸入法进行吸入给药</td><td>10</td><td></td></tr>
<tr><td colspan="3">能够协助老年人使用滴眼剂、滴耳剂、滴鼻剂、阴道栓剂</td><td>20</td><td></td></tr>
<tr><td rowspan="4">综合素养
20%</td><td colspan="3">具备良好的学习态度，能积极参与教学活动，主动学习、思考、讨论</td><td>5</td><td></td></tr>
<tr><td colspan="3">树立服务第一的理念，以满足老年人的实际需求为出发点，为老年人提供真诚、细致、周到的服务</td><td>5</td><td></td></tr>
<tr><td colspan="3">积极弘扬尊老敬老的中华民族传统美德，勇于承担爱老助老的社会责任</td><td>5</td><td></td></tr>
<tr><td colspan="3">增强对养老护理行业的信心，自觉投身养老护理行业，努力成长为有理想、有责任、有担当的“青春养老人”</td><td>5</td><td></td></tr>
<tr><td colspan="4">合计</td><td>100</td><td></td></tr>
<tr><td>自我评价</td><td colspan="5"></td></tr>
<tr><td>教师评价</td><td colspan="5"></td></tr>
</table>

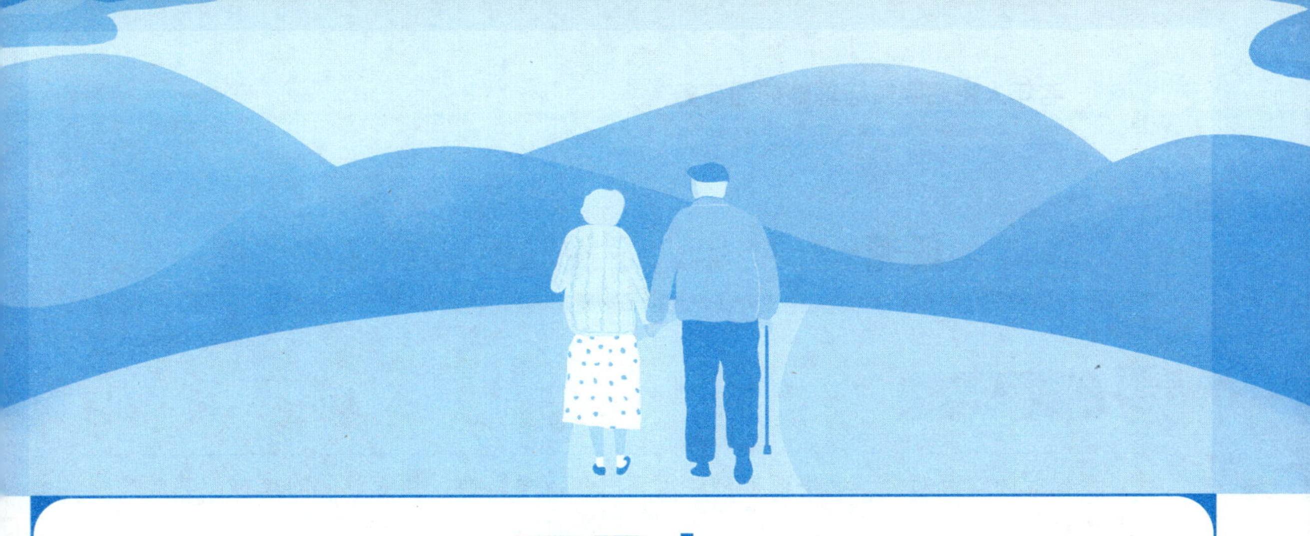

项目九
老年人安全护理

项目引言

老年人身体机能衰退，慢性疾病增多，活动能力下降，容易发生噎食、烫伤、跌倒等意外事故。此外，长期卧床的老年人十分容易发生压疮，生活质量和生命安全受到严重影响。护理员应掌握老年人安全护理的相关知识，能及时消除影响老年人生命安全的各种因素，并掌握常见意外事故的应对方法，为有需要的老年人提供细致、专业的护理服务。

知识目标

- 了解噎食的概念及临床表现、噎食风险的评估。
- 掌握海姆立克急救法。
- 熟悉烫伤分级、烫伤的预防措施和救护措施。
- 熟悉老年人跌倒的危害、导致老年人跌倒的因素和老年人跌倒的预防措施。
- 掌握老年人跌倒的救护措施。
- 掌握压疮分期及其临床表现、压疮发生的原因和预防措施。
- 掌握护理2期压疮老年人的方法。

素质目标

- 提高安全意识，能够采取各种措施避免老年人受到意外伤害，防患于未然。
- 树立正确的职业价值观，培养职业自豪感，坚定投身养老行业的信念。

任务一 老年人噎食的识别与救护

情景导入

李悦照顾的苗奶奶，一年前被确诊患有阿尔茨海默病，随着时间的推移，其病情越来越严重。

周末，苗奶奶的女儿徐女士前来看望她，并带来了她最喜欢吃的芝麻馅汤圆。一开始，苗奶奶很配合地让徐女士喂食，在吃了几个汤圆后，苗奶奶就吵闹着要自己吃，徐女士无奈之下只得将勺子递给苗奶奶，并叮嘱其慢点吃。苗奶奶拿到勺子后，立即大口大口地吃了起来，突然，苗奶奶脸部涨得通红，双眼圆瞪，手指向咽部，说不出话来，且表情痛苦。

徐女士看到此情形，赶紧喊来李悦。李悦判断苗奶奶发生了噎食，她利用学过的知识，对苗奶奶进行紧急救助，最后成功地使苗奶奶脱离了危险。

思考：

（1）李悦从苗奶奶的哪些表现确定其发生了噎食？

（2）最常用来救助噎食患者的方法是什么？应如何操作？

一、噎食的概念及表现

随着年龄的增长，老年人的吞咽功能逐渐退化，加上受一些其他疾病的影响，老年人在进食时易发生噎食，即食物堵塞咽喉部或卡在食管入口处，甚至误入气管。食物一旦误入气管，就会引起窒息，危及生命，后果十分严重。因此，护理员应了解噎食的有关知识，必要时为老年人提供紧急救助。

噎食者常常表现为张口、呼吸困难、不由自主地用手按住颈部或胸前（图 9-1），严重者可出现口唇、指甲发绀，面色青白等缺氧症状。

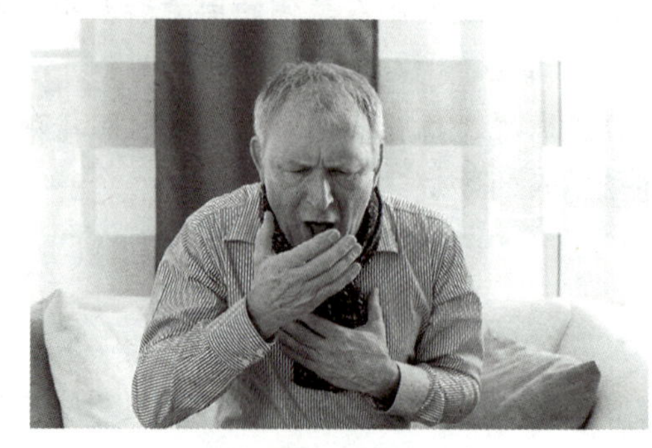

图 9-1 噎食表现

二、噎食风险的评估

随着年龄的增长，老年人的吞咽功能逐渐下降，十分容易发生噎食。护理员在为老年人提供生活照料与基础护理服务之前应从各方面收集资料，评估老年人的吞咽功能，来确定其发生噎食的风险等级，并对易发生噎食的老年人进行重点护理。

洼田饮水试验是一种常见的用于评估吞咽功能的方法，具体操作为：让老年人端坐，喝下 30 毫升温开水，观察其所需时间及呛咳情况，并以此来评估老年人的吞咽功能。吞咽功能分级和评定标准见表 9-1。

表 9-1　吞咽功能分级和评定标准

分级	评定标准
1 级	在 5 秒内顺利地将水一次性咽下
2 级	分两次或两次以上将水咽下，不呛咳
3 级	一次性将水咽下，但有呛咳
4 级	分两次或两次以上将水咽下，且有呛咳
5 级	不能全部咽下，吞咽过程中频繁呛咳

1～2 级，表明老年人的吞咽功能良好，发生噎食的概率较低。护理员在照护此类老年人时，应注意提醒其进食时不要讲话、嬉闹，并保持适宜的进食速度。

3～4 级，表明老年人有吞咽功能障碍，噎食风险较高，老年人宜食用半流质食物。护理员在照护此类老年人时，应提醒其放慢进食速度，充分咀嚼后再吞咽。

5 级，表明老年人有中度或重度吞咽功能障碍。护理员在照护此类老年人时，应遵医嘱进行鼻饲，并密切关注老年人的进食状况，避免食物反流引起窒息。

洼田饮水试验具有操作简单、分级明确等优点，但它要求老年人意识清醒并能按照指令进行操作。此外，该试验以老年人的主观感觉为依据，因此评估结果的准确性不高。

三、海姆立克急救法

海姆立克急救法简称海氏手法，是抢救呼吸道异物窒息患者的标准方法，分为立位腹部冲击法和仰卧位腹部冲击法。立位腹部冲击法适用于意识清醒的老年人，仰卧位腹部冲击法适用于卧床或昏迷的老年人。

如何使用海姆立克急救法救护噎食的老年人

（一）立位腹部冲击法

立位腹部冲击法的操作方法如下：

（1）协助老年人起身站立，站在老年人背后，双臂环抱老年人，指导其身体前倾、低头、张嘴。

（2）一只手握拳，用大拇指掌指关节（图 9-2）顶住老年人肚脐上两指处，另一只手的手掌置于拳头上并握紧，双手同时快速向上、向内冲击 6～10 次，每次冲击动作要明显分开，如图 9-3 所示。

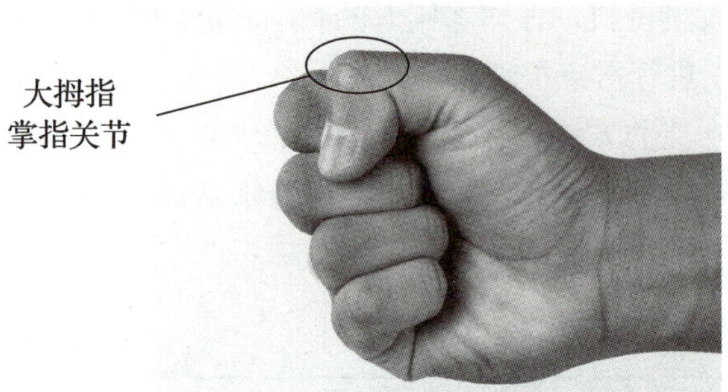

图 9-2　大拇指掌指关节

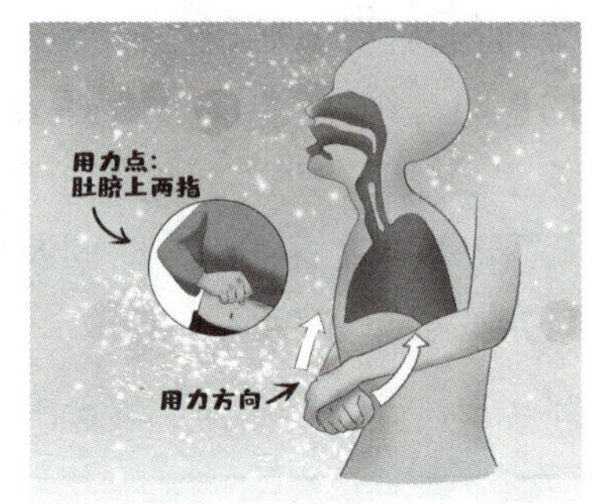

图 9-3　立位腹部冲击法示意图

（3）重复此操作，直至异物排出，注意不要伤到老年人的肋骨。

（4）协助老年人漱口或为老年人清理口腔。

（5）检查老年人有无并发症。

（二）仰卧位腹部冲击法

仰卧位腹部冲击法的操作方法如下：

（1）将老年人呈仰卧状放置，并跨骑在老年人髋部两侧。

（2）一只手的掌根放置在老年人肚脐上两指处，另一只手覆盖其上，掌根重叠，双手合力快速向内、向上冲击 6～10 次，每次冲击动作要明显分开，如图 9-4 所示。冲击腹部时，应避免老年人胃部反流导致误吸。

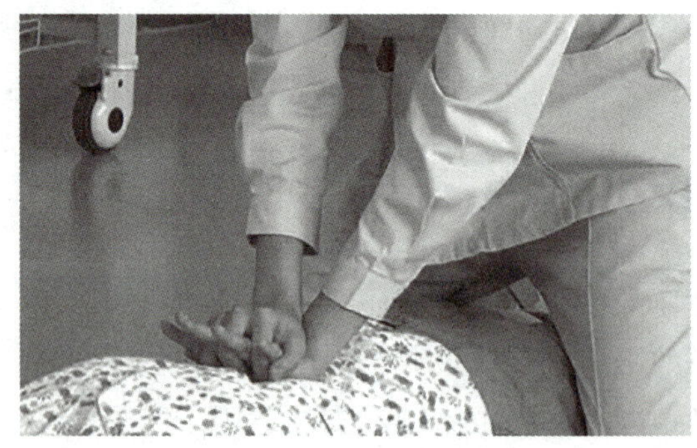

图 9-4　仰卧位腹部冲击法示意图

（3）重复此操作，直至异物排出。

（4）协助老年人漱口或为老年人清理口腔。

（5）检查老年人有无并发症。

（6）协助老年人卧床休息。

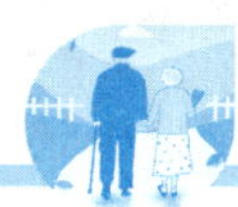

守护夕阳

以青春之力点亮幸福晚年

2021 年 12 月，在全国养老护理职业技能大赛决赛现场，湖南省长沙市某养老机构的小田凭借娴熟的技能和扎实的知识，获得了一等奖。

这份荣誉，来得实属不易。1987 年出生的小田，已在养老行业深耕了 13 年，大赛一等奖，是对她辛勤付出最好的回报。

回望来路，有件事让小田不能忘怀。那时她刚进入养老行业不久，一位脑卒中偏瘫老人结束治疗回院，刚好轮到小田值班。她为老人做完评估，发现其噎食误吸风险高。于是，她和同事一起制订了详细的预防噎食措施，并向其他护理人员和家属进行充分讲解，做到心中有数。没过多久，在一次进食过程中，老人出现了噎食情况，好在前期预防工作充分，经过及时抢救，老人很快脱离了危险。

多年的养老护理工作，让小田品尝到了养老护理员的酸甜苦辣，也让她收获了独特的幸福感，更加坚定了她"用服务筑造温暖，用温暖呵护老人"的决心。"对养老行业来说，13 年不长，我还有很长的路要走，我也会坚定不移地走下去，让我的青春因为养老事业而精彩，让老人们因为有我而更加幸福、快乐。"她说。

获奖归来，小田又投入平凡而伟大的工作中，她继续用坚定的信念、精湛的技术，书写"青春养老人"的大爱情怀。

资料来源：《激情 梦想 拼搏 奉献 唱响养老护理青春之歌》，中华人民共和国民政部网站，2021 年 12 月 16 日

任务实施

救护噎食的吕奶奶

【任务背景】

吕奶奶生活基本自理。一天中午，她吃饺子吃到一半时，突然脸部通红，张大嘴巴，双手指着喉咙，神情紧张。护理员根据吕奶奶的表现，判断其发生了噎食，于是立即使用海姆立克急救法对其进行救护。

【实施流程】

（1）学生自由分组，每组两人。

（2）小组成员一人扮演吕奶奶，另一人扮演护理员，进行情景演练。演练内容为：使用海姆立克急救法救护噎食的吕奶奶。

（3）以小组为单位，在课上进行演练，主讲教师点评，并填写如表 9-2 所示的任务实施评价表。

表 9-2 任务实施评价表

评分要点	具体要求	总分	得分
基本礼仪	① 衣着整洁，精神饱满 ② 谈吐文雅，举止得体	20	
职业道德	① 爱岗敬业，把为老年人提供优质服务作为第一要务 ② 敬老爱老，在操作过程中充分尊重老年人	20	
专业技能	① 操作规范，遵守操作流程 ② 思路清晰，动作熟练、连贯 ③ 在操作过程中注意保持良好的卫生习惯 ④ 在操作过程中具备安全意识，圆满完成任务	50	
应急处理	对任务实施过程中出现的意外情况，能迅速地进行分析并妥善处理	10	

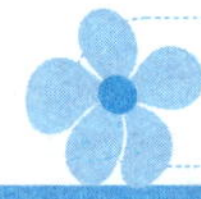

任务二　老年人烫伤的预防与救护

情景导入

郑爷爷生活基本自理，他平时喜欢喝茶，经常自己泡茶喝。一天，郑爷爷泡茶时不小心将开水倒在了拿茶杯的左手上，郑爷爷当即扔掉茶杯并按响了呼叫器。

李悦听到呼叫铃声后，急忙赶到郑爷爷的房间，看到郑爷爷神色焦急，甩着左手，茶杯碎了一地。郑爷爷表示左手痛感明显，李悦立即上前仔细查看，发现他的左手皮肤红肿，但无水疱。

思考：

（1）烫伤应如何分级？郑爷爷的烫伤属于什么等级？

（2）李悦应如何对郑爷爷进行救护？

一、烫伤分级

烫伤按损伤程度可分为三度：一度烫伤为最轻的烫伤，烫伤部位的皮肤轻度红肿、干燥、无水疱、痛感明显；二度烫伤为中度烫伤，烫伤部位的皮肤红肿、有水疱、痛感明显（图 9-5）；三度烫伤为最严重的烫伤，烫伤部位的皮肤呈灰色或红褐色，甚至会变黑、变焦，此时，由于神经受到损伤，反而可能感觉不到疼痛。

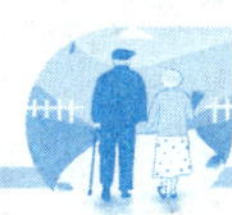

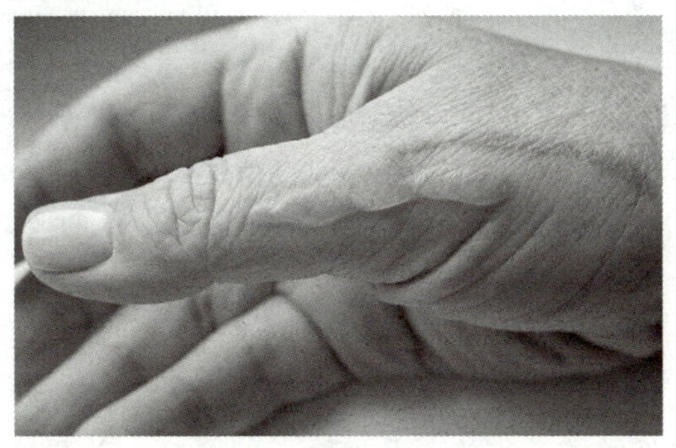

图 9-5　二度烫伤

二、烫伤的预防措施

老年人由于皮肤敏感度和行动能力下降，在生活中易发生烫伤事故。为了预防老年人发生烫伤事故，护理员应做好以下几个方面的工作：

小心低温烫伤

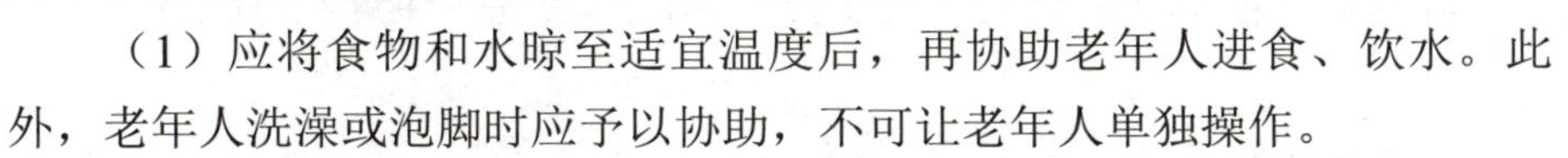

（1）应将食物和水晾至适宜温度后，再协助老年人进食、饮水。此外，老年人洗澡或泡脚时应予以协助，不可让老年人单独操作。

（2）应准确评估老年人的自理能力，对视力不佳、行动不便的老年人，应提醒其不要自行取开水，必要时按呼叫器请护理员协助。同时，应加强对此类老年人的巡视，及时了解并满足其需求。

（3）应将暖水瓶放在老年人不易触碰到的位置，尽量为老年人选用杯底大、带把手、不易倾倒的保温杯。

（4）协助老年人使用取暖用具时，应检查取暖用具有无老化、渗漏、过期等情况，并严格按照说明书操作。

课堂互动

一天，护理员为孙奶奶洗盆浴。扶孙奶奶坐进浴盆后，护理员感觉水有些凉，便打开热水开关，让孙奶奶稍等片刻，随即回房间取干净衣物。护理员返回时，发现浴盆内水温太高，造成孙奶奶下半身大面积一度烫伤。

请问：护理员的操作有哪些不妥之处？

三、老年人烫伤的救护

老年人烫伤后，护理员应迅速到达现场。在帮助老年人脱离险境后，护理员应及时查看烫伤部位的面积、深度、皮肤颜色等，评估老年人的烫伤程度和心理状态，并据此选择恰当的救护方式。

（一）一度烫伤的救护

（1）若烫伤部位在四肢，应立即将烫伤部位浸泡在凉水中或在流动凉水下冲洗，进行冷却治疗；若烫伤部位不在四肢，可用湿毛巾包裹冰块冷敷，进行冷却治疗。

（2）30 分钟后，在烫伤部位涂抹烫伤膏。

小贴士

冷却治疗是治疗烫伤的常用方法，具有降温、减轻余热损伤、减轻肿胀、止痛、防止出现水疱等作用。

（二）二度烫伤的救护

（1）先进行冷却治疗，方法与一度烫伤的处理相同，此处不再赘述。

（2）经过充分的降温后，在凉水中褪去覆盖在烫伤部位的衣物。注意不可强行褪去衣物，以免弄破水疱。

（3）若老年人感觉烫伤部位痛感明显，可延长在凉水中浸泡的时间。

（4）使用无菌纱布盖住烫伤部位并固定，以使烫伤部位保持清洁。

（5）告知家属或医生，并迅速带老年人到医院治疗。

（三）三度烫伤的救护

不要在创面涂抹药物，立即用清洁的被单或衣服简单包扎烫伤部位，避免污染和再次损伤。同时，应及时告知家属或医生，并迅速带老年人去医院治疗。

小贴士

护理员在救护烫伤的老年人时，应注意以下事项：

（1）切勿揉搓、挤压烫伤部位的皮肤。

（2）烫伤发生后，越早进行冷却治疗越好，若烫伤部位的水疱已破，则不可进行冷却治疗，以免感染。

（3）冬天进行冷却治疗时，应注意身体其他部位的保暖。

（4）切勿在创面涂抹红药水、紫药水等有色药液，以免影响医生对烫伤程度的判断，也不能涂抹酱油、牙膏等，以免感染。

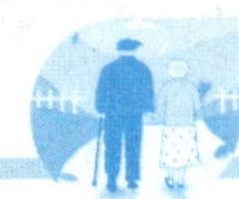

任务实施

救护烫伤的赵爷爷

【任务背景】

一天晚上，赵爷爷在房间内泡脚时，感觉水温过低，于是自行拿起热水壶准备往盆里添加开水，结果不慎将开水洒到了脚上。赵爷爷立即呼叫，护理员闻声赶来，发现赵爷爷的左脚脚背大片皮肤发红。

【实施流程】

（1）学生自由分组，每组两人。

（2）小组成员一人扮演赵爷爷，另一人扮演护理员，进行情景演练。演练内容为：救护烫伤的赵爷爷。

（3）以小组为单位，在课上进行演练，主讲教师点评，并填写如表 9-3 所示的任务实施评价表。

表 9-3　任务实施评价表

评分要点	具体要求	满分	得分
基本礼仪	① 衣着整洁，精神饱满 ② 谈吐文雅，举止得体	20	
职业道德	① 爱岗敬业，把为老年人提供优质服务作为第一要务 ② 敬老爱老，在操作过程中充分尊重老年人	20	
专业技能	① 操作规范，遵守操作流程 ② 思路清晰，动作熟练、连贯 ③ 在操作过程中注意保持良好的卫生习惯 ④ 在操作过程中具备安全意识，圆满完成任务	50	
应急处理	对任务实施过程中出现的意外情况，能迅速地进行分析并妥善处理	10	

任务三　老年人跌倒的预防与救护

情景导入

马爷爷于两年前入住夕阳红养老院。因血糖偏高，马爷爷一直服用降糖药。一天，马爷爷服药后，在起身时突然摔倒。李悦闻声赶来，立即上前查看，经询问后，发现马爷爷意识清醒，但左小腿疼痛，无法动弹。

思考：

（1）马爷爷为什么会跌倒？导致老年人跌倒的因素有哪些？

（2）如何预防老年人跌倒？

（3）李悦应如何对马爷爷进行救护？

一、老年人跌倒的危害

跌倒是我国65岁及以上老年人受伤害死亡的首要原因。跌倒大多发生在老年人站立或行走时，常常会导致老年人骨折、软组织损伤、脏器损伤等，严重的甚至会导致老年人残疾或死亡。随着年龄的增加，老年人跌倒死亡率急剧上升。

此外，跌倒还会导致老年人惧怕站立、行走，自我限制活动，生活不能自理，严重影响着老年人的身心健康和生活质量。

二、导致老年人跌倒的因素

老年人跌倒多为内在因素和外在因素共同作用的结果。了解导致老年人跌倒的因素，有助于护理员及时干预，减少老年人跌倒事故的发生。

（一）内在因素

导致老年人跌倒的内在因素主要包括生理因素、疾病和药物因素、心理因素等。

1. 生理因素

（1）步态稳定性和平衡功能

步态稳定性下降和平衡功能受损是老年人跌倒的主要原因。一方面，骨骼肌肉系统功能退化会影响老年人的活动能力，使老年人迈步时脚抬不高，步态不稳，从而增加跌倒的风险；另一方面，老年人中枢控制能力下降，躯干摇摆幅度较大，平衡能力、协同运动能力下降，从而导致跌倒风险增加。

（2）感觉系统

随着年龄的增长，老年人的视力急剧下降，使得老年人容易因看不清周围障碍物而被绊倒；老年人听力下降，使得老年人很难听到有关跌倒危险因素的警告声音，从而增加跌倒的风险。

2. 疾病和药物因素

疾病是导致老年人跌倒不可忽视的因素之一。神经系统疾病、心脑血管疾病、眼部疾病、足部疾病等都会影响机体的平衡功能，导致老年人步态紊乱，发生跌倒。此外，老年人因病服用的一些药物（如降压药、降糖药等）可能会影响其精神状态、视力、平衡功能等，从而导致跌倒。

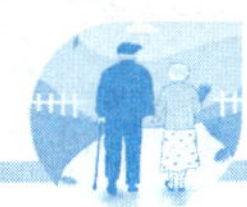

3．心理因素

沮丧、焦虑等消极情绪容易削弱老年人的注意力，导致老年人对环境危险因素的感知和反应能力下降，增加跌倒的风险。

老年人跌倒风险评估表

根据国家公布的《老年人跌倒干预技术指南》，护理员可使用如表9-4所示的老年人跌倒风险评估表对老年人的跌倒风险进行评估。

表9-4　老年人跌倒风险评估表

运动	权重	得分	睡眠状况	权重	得分
步态异常/假肢	3		多醒	1	
行走需要辅助设施	3		失眠	1	
行走需要旁人帮助	3		夜游症	1	
跌倒史	权重	得分	用药史	权重	得分
有跌倒史	2		新药	1	
因跌倒住院	3		心血管药物	1	
精神不稳定状态	权重	得分	降压药	1	
谵妄	3		镇静、催眠药	1	
痴呆	3		戒断治疗	1	
兴奋/行为异常	2		糖尿病用药	1	
意识恍惚	3		抗癫痫药	1	
自控能力	权重	得分	麻醉药	1	
大便/小便失禁	1		其他	1	
大便/小便频率增加	1		相关病史	权重	得分
保留导尿	1		精神科疾病	1	
感觉障碍	权重	得分	骨质疏松症	1	
视觉受损	1		骨折史	1	
听觉受损	1		低血压	1	
感觉性失语	1		药物/乙醇戒断	1	
其他情况	1		缺氧症	1	
			年龄80岁及以上	3	

结果评定：

得分为 1～2 分的老年人，跌倒风险等级为低风险；得分为 3～9 分的老年人，跌倒风险等级为中风险；得分为 10 分及以上的老年人，跌倒风险等级为高风险。

（二）外在因素

昏暗的灯光、湿滑或不平坦的地面、障碍物、不合适的家具高度和摆放位置、台阶、没有扶手的卫生间等，都容易导致老年人跌倒。此外，雨雪天气、拥挤的人群等，也容易导致老年人跌倒。

三、老年人跌倒的预防措施

护理员应协助新入住的老年人完成老年人平衡能力测试表和老年人跌倒风险评估表，判断老年人的平衡能力和跌倒风险，并将评估结果告知老年人。此外，护理员还应通过对老年人基本信息的收集，确定可能引起老年人跌倒的危险因素。

老年人跌倒风险评估

护理员应根据评估结果，采取相应措施来预防老年人跌倒。具体来说，可以从以下几个方面进行。

（一）增强老年人的防跌倒意识

护理员可通过加强防跌倒知识的宣传，帮助老年人增强防跌倒意识。例如，护理员可帮助老年人清楚地了解自己的跌倒风险级别，从而引起老年人的重视，使其合理安排日常活动，调整日常行为习惯，预防跌倒事故的发生。

（二）鼓励老年人坚持运动

护理员应鼓励老年人坚持参加适宜的体育锻炼，如太极拳、散步等，以增强肌肉力量，提高身体柔韧性和协调性，减少跌倒事故的发生。

（三）指导老年人合理用药

护理员应与老年人的家属或医生确认老年人服用的所有药物和注意事项，按时提醒或协助老年人服用药物；提前告知老年人用药后的副作用（如服用感冒药可能会导致乏力、嗜睡），叮嘱老年人用药后应缓慢行走，以免跌倒。

（四）为老年人选择适当的辅助工具

护理员应为老年人选择长度合适的手杖，提醒有视觉障碍或听觉障碍的老年人佩戴眼镜、助听器（图 9-6）等。

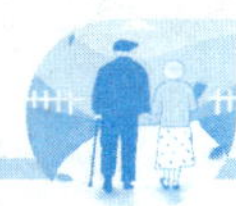

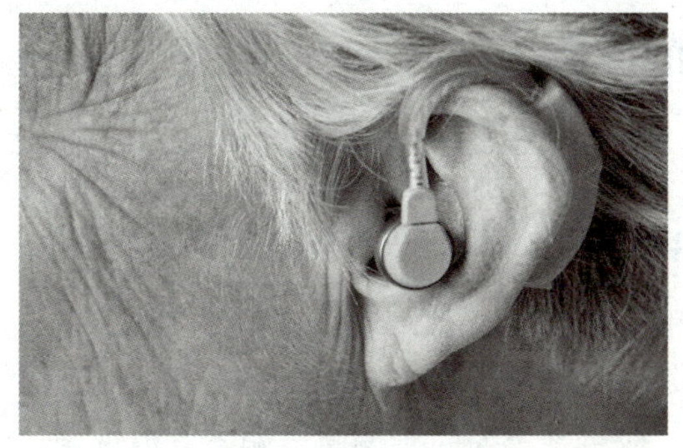

图 9-6　助听器

（五）指导老年人调整生活方式

护理员应指导老年人调整生活方式，做到以下几点：

（1）走路时保持步态平稳，尽量慢走，避免爬过陡的楼梯，避免携带沉重物品。

（2）转身、起身或下床时，动作缓慢。

（3）避免去人多或地面湿滑的场所。

（4）避免在他人看不到的地方活动。

（5）加强膳食营养，保持均衡饮食，适当补充维生素 D 和钙剂。

（六）为老年人营造安全的居室环境

护理员可从以下几个方面入手，为老年人营造安全的居室环境：

（1）将日用品固定摆放在方便老年人取放的位置。

（2）尽量避免地面高低不平，如可将室内的小地毯撤走。

（3）将电线收好或固定在角落，不要将杂物放在经常行走的通道上。

（4）保持地面干燥，拖地后须提醒老年人等地面干燥后再行走。

科技助老

老人智能防摔马甲推出升级版

2023 年 4 月 13 日，由中国航天科技集团有限公司第四研究院第四十二研究所研发的穿戴式智能防护气囊马甲“安护宁”升级版已完成头部、髋部气囊一体化、智能化设计定型，并将大量投入市场，用航天科技为老年人健康护航。

在我国，每年有几千万名 65 岁及以上的老年人意外跌倒，而老年人跌倒最容易引起髋部骨折。

这款穿戴式智能防护气囊马甲是将用于研发汽车安全气囊的航天技术进行转化的成果，可以自动检测人体的动作，并在人体落地前打开气囊，为髋部提供缓冲保护。膨胀的气囊在人跌倒时可降低 90%的撞击强度，从而有效地保证老年人的出行安全。

资料来源：席玲，《“襄阳造”智能防摔马甲推出升级版》，《湖北日报》，2023 年 4 月 15 日

四、老年人跌倒的救护

护理员如果发现老年人跌倒，不要急于扶起，要分情况进行处理。

（一）老年人意识不清

若老年人跌倒后意识不清，护理员应立即拨打急救电话，并进行以下操作：

（1）若老年人有外伤、出血情况，应立即止血、包扎并及时将其送去医院诊治。

（2）若老年人呕吐，应将老年人的头偏向一侧，并清理老年人的口腔、鼻腔，保证其呼吸通畅。

（3）若老年人抽搐，为了避免老年人擦伤、碰伤，应在老年人身下垫柔软的物品，必要时可在其牙间塞入硬物，不要硬掰老年人抽搐的身体。

（4）若老年人心跳、呼吸停止，应立即进行胸外心脏按压、人工呼吸等。

（二）老年人意识清醒

（1）询问老年人跌倒情况和对跌倒过程的记忆情况，若不能回忆起跌倒过程，则应立即护送老年人去医院诊治。

（2）观察老年人是否口角歪斜、言语不利，询问老年人是否有剧烈头痛、手脚无力等脑卒中症状，若有，则不宜立即扶起老年人，以免加重其病情，而应立即拨打急救电话。

（3）查看老年人有无肢体疼痛、畸形、位置异常等骨折常见症状；询问或查看老年人有无腰部、背部疼痛症状，双腿活动异常及大小便失禁等提示腰椎损伤情形。若有，则应立即拨打急救电话，在等待医护人员的过程中，不要随便移动老年人，以免加重其病情。

（4）若老年人有外伤、出血情况，应立即止血、包扎并及时将其送去医院诊治。

（5）若老年人试图自行站起，可协助老年人缓慢起立，坐、卧休息并观察，确认老年人无大碍后再离开。

任务实施

救护摔倒的荣奶奶

【任务背景】

荣奶奶早上吃完饭，在院子里面运动时突然眩晕，摔倒在地。护理员立即上前查看，发现荣奶奶意识清醒，但手臂有擦伤，下肢疼痛。

【实施流程】

（1）学生自由分组，每组两人。

（2）小组成员一人扮演荣奶奶，另一人扮演护理员，进行情景演练。演练内容为：救护摔倒的荣奶奶。

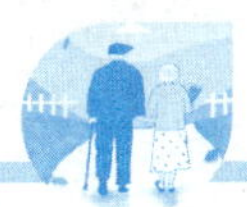

（3）以小组为单位，在课上进行演练，主讲教师点评，并填写如表 9-5 所示的任务实施评价表。

表 9-5　任务实施评价表

评分要点	具体要求	满分	得分
基本礼仪	① 衣着整洁，精神饱满 ② 谈吐文雅，举止得体	20	
职业道德	① 爱岗敬业，把为老年人提供优质服务作为第一要务 ② 敬老爱老，在操作过程中充分尊重老年人	20	
专业技能	① 操作规范，遵守操作流程 ② 思路清晰，动作熟练、连贯 ③ 在操作过程中注意保持良好的卫生习惯 ④ 在操作过程中具备安全意识，圆满完成任务	50	
应急处理	对任务实施过程中出现的意外情况，能迅速地进行分析并妥善处理	10	

任务四　老年人压疮的识别与护理

情景导入

吴奶奶动脉粥样硬化导致下肢瘫痪，不得不长期卧床。吴奶奶的家人忙于工作，无法及时为其翻身，使得吴奶奶的骶尾部、足部皮肤红肿，出现水疱。家人经商议，决定将吴奶奶送往夕阳红养老院。养老院安排李悦照顾吴奶奶。

思考：

（1）吴奶奶的骶尾部、足部皮肤发生了什么变化？为什么会出现这种变化？

（2）李悦应如何为吴奶奶提供护理服务？

一、压疮分期及其临床表现

压疮又称压力性损伤，是指人体局部组织长时间受压后，由缺血、缺氧导致的组织破损、溃烂、坏死。长期卧床、长时间坐轮椅的老年人最容易发生压疮。

根据 2019 版《压力性损伤的预防和治疗：临床实践指南》，按照组织的损伤程度，可将压疮分为 1 期、2 期、3 期、4 期、不可分期压力性损伤、可疑深部组织损伤。压疮分期及临床表现见表 9-6。

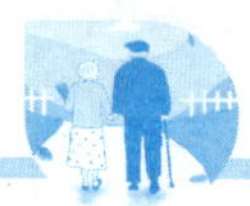

表 9-6 压疮分期及临床表现

压疮分期	临床表现
1 期	局部呈现红斑，按压后红斑不会变白，且局部皮肤完整
2 期	部分皮层缺失，可能呈现完整或破裂的浆液性水疱，不存在肉芽组织、腐肉和焦痂
3 期	全层皮肤缺失，可能存在腐肉和（或）焦痂
4 期	全层皮肤和组织缺失，伴有肌肉、骨骼等外露，可见腐肉和（或）焦痂
不可分期压力性损伤	全层皮肤和组织缺失，由于被腐肉和（或）焦痂覆盖，无法确定组织损伤程度
可疑深部组织损伤	皮肤局部呈现深红色、褐红色或紫色，持续按压不变白

知识之窗

压疮好发的部位

压疮多发生于长期受压和缺乏脂肪组织、肌肉层保护的骨隆突处，其发生部位与机体长期保持的体位有关。

（1）当老年人长期呈仰卧状时，压疮好发的部位有：枕骨处、肩胛部、肘部、骶尾部、足跟等。

（2）当老年人长期呈侧卧状时，压疮好发的部位有：耳郭、肩峰、手肘外侧、肋部、髋部、膝关节内外侧、足踝和足跟等。

（3）当老年人长期呈俯卧状时，压疮好发的部位有：面颊、耳郭、肩峰、乳房（女性）、肋骨处、生殖器（男性）、髂（qià）嵴、膝部、脚趾等。

（4）当老年人长期呈坐位状时，压疮好发的部位有：肩胛部、肘部、坐骨结节、足跟等。

资料来源：杨蕾，夏凡林，王永萍，《老年照护》，北京理工大学出版社，2021.

二、压疮发生的原因

压疮的发生与局部组织受力情况、局部皮肤受刺激情况、机体营养状况、局部组织受限制情况等有关。护理员应了解这些原因，以便及时识别老年人发生压疮的风险并采取相应措施。

（一）局部组织受力情况

压疮一般是 2～3 种力共同作用的结果。常见的导致压疮形成的力有垂直压力、摩擦力和剪切力。

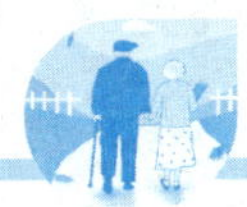

垂直压力是引起压疮的最主要原因。当持续性垂直压力超过毛细血管内压力时，便可阻断毛细血管对组织的灌注，导致组织缺血、溃烂或坏死。摩擦力会直接损伤皮肤的角质层，使得病原微生物易侵入皮肤而发生压疮。剪切力作用于皮肤时，可阻断局部皮肤、肌层等的血液供应，导致深层组织坏死而形成压疮。

（二）局部皮肤受刺激情况

老年人出汗、大小便失禁后未得到及时护理，容易导致局部皮肤潮湿，有害细菌滋生。此外，汗液、尿液、粪便中的化学物质对局部皮肤的刺激，容易导致老年人皮肤角质层的保护能力下降，进而发生压疮。

（三）机体营养状况

老年人营养摄入不足，容易导致其皮下脂肪减少，肌肉萎缩。此时，若局部组织受压，由于缺乏脂肪和肌肉的保护，易出现血液循环障碍，进而发生压疮。

（四）局部组织受限制情况

老年人在使用石膏、绷带、夹板或牵引器时，极易因松紧不适或衬垫不当，导致机体局部组织血液循环障碍，进而发生压疮。

三、压疮的预防措施

通过科学护理，绝大多数压疮都是可以预防的。预防压疮的关键就在于消除诱发因素，其具体措施如下：

（1）避免局部组织长期受压。护理员可以通过定时为卧床老年人翻身，减少其局部组织的压力（至少每两个小时翻身一次）；还可以使用软枕、海绵垫等物品垫于卧床老年人身体的空隙处，以增加身体表面的支撑面积，降低骨隆突处皮肤承受的压力；此外，对于使用石膏、绷带等进行肢体固定的老年人，护理员应密切观察其局部皮肤颜色的改变情况，如有异常，应及时通知医生。

（2）避免局部皮肤受刺激。若卧床老年人出现出汗或大小便失禁等情况，护理员应及时用温水清洗其会阴、臀部和其他压疮好发部位，并为其更换干净的衣物和床单。对老年人易出汗的部位，可使用爽身粉；对皮肤干燥的部位，可涂抹润肤膏，以减少摩擦。

（3）改善机体营养状况。为老年人安排高热量、高蛋白、高膳食纤维的食物，以增强其机体抵抗力和组织修复能力。

（4）促进皮肤血液循环。经常用温水为老年人擦浴，或用浓度为50%的乙醇溶液擦洗老年人的受压部位，以促进受压部位皮肤的血液循环。

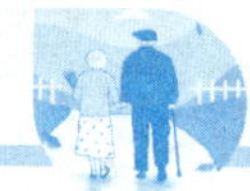

四、老年人压疮的护理

如何护理压疮的老年人

下面以 2 期压疮老年人为例，讲解老年人压疮护理的具体流程。

（一）服务前

（1）保持室内环境整洁、温湿度适宜，关闭门窗。

（2）准备软枕、无菌棉签、生理盐水、无菌注射器、敷料等。

（3）告知老年人将为其翻身，并进行压疮护理，以取得老年人的配合。

（二）服务中

1. 摆放体位

（1）放下近侧床护栏，一只手托起老年人的头部，另一只手将枕头移向近侧。

（2）掀开被子，一只手放在老年人的肩部，另一只手放在老年人的腰臀部，协助老年人翻身，背向护理员侧卧。

（3）在老年人的胸前放置软枕，将老年人的手臂搭在软枕上；在老年人的膝盖下方放置软枕，使其保持舒适。

2. 查看老年人的皮肤并护理

（1）从上至下依次查看老年人枕骨、肩胛部、肘部、骶尾部、足跟等处的皮肤，观察压疮处皮肤的颜色、组织形态、有无渗出液等。

（2）用无菌棉签蘸取生理盐水对压疮部位及其周围皮肤进行消毒。

（3）对于压疮部位的小水疱（直径小于 2 厘米），消毒后可用水胶体敷料或泡沫敷料覆盖；对于压疮部位的大水疱（直径大于 2 厘米），消毒后可先用无菌注射器从水疱下端抽吸水疱内液体，然后用水胶体敷料或泡沫敷料覆盖；若水疱已经破溃，露出创面，则应消毒后用敷料覆盖并进行包扎。

（4）在适宜部位使用支撑工具，使压疮部位悬空。

小贴士

护理压疮老年人时，有以下注意事项：

（1）为老年人翻身时，应避免拖、拉、推老年人，以免加重其压疮症状。

（2）应特别注意查看老年人被头发遮挡的枕骨及耳郭等部位是否存在压疮。

（3）抽吸水疱内液体和处理创面时，应注意无菌操作。

（三）服务后

（1）协助老年人穿好衣物，整理床单位。

（2）将用品消毒后放回原处备用。

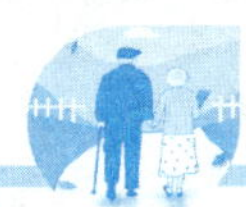

（3）洗净双手，并记录为老年人翻身的时间、压疮部位的状况和处理措施。

守护夕阳

以青春年华，护夕阳之红

12 年前，刚毕业的小李选择成为一名养老护理员，曾有人问她：“你这么年轻，做这个工作家人同意吗？”小李笑而不语，却暗下决心，一定要把工作做好，用行动打消身边人的疑虑。如今，小李已是一名高级技师。

做一名养老护理员，细心、负责很重要，而年轻的小李善于在此基础上尝试不断改进方法、总结经验。

例如，在防止卧床老人发生压疮方面，小李就有独到的经验。她说：“曾有一位长期卧床的奶奶，因家人不懂护理，全身有大大小小 9 处压疮。入住时，家人只希望减轻老人的痛苦，我们却希望做得更多。”小李回忆，她和同事每天花 3 个小时给老人换药，在老人易出汗的部位放置无菌纱布，确保清洁、干燥；为老人的饮食增加蛋奶量，以保证营养；勤翻身，注重良肢位摆放。6 个月后，老人的伤口竟然痊愈了！“她的家人握着我的手一直感谢、夸赞我们，说把老人交给我们很放心。”小李十分欣慰地说道。

随着人口老龄化逐渐加剧，养老护理行业表现出巨大的市场需求和发展潜力。当前，即便外界不理解有之、不看好有之，不少志存高远的年轻人依然选择投身养老社会工作，从事养老护理员的职业。他们用亲身经历消弭误解，在创新中磨砺，在坚守中成长，等待在这片蓝海中扬帆。这些年轻人用脚踏实地的探索告诉大家——少有人走的路，恰是一条“景观大道”。

资料来源：王梦敏，《以青春年华，护夕阳之红——走近养老服务中的青年人》，《光明日报》，2022 年 11 月 8 日

任务实施

护理压疮的宋爷爷

【任务背景】

宋爷爷三个月前突发脑卒中而瘫痪卧床，由于家人护理不到位，其右侧肩膀和足踝部分的皮肤红肿且出现水疱。为了让宋爷爷得到专业护理，家属将其送往养老机构。

【实施流程】

（1）学生自由分组，每组两人。

（2）小组成员一人扮演宋爷爷，另一人扮演护理员，进行情景演练。演练内容为：护理压疮的宋爷爷。

（3）以小组为单位，在课上进行演练，主讲教师点评，并填写如表 9-7 所示的任务实施评价表。

表 9-7　任务实施评价表

评分要点	具体要求	满分	得分
基本礼仪	① 衣着整洁，精神饱满 ② 谈吐文雅，举止得体	20	
职业道德	① 爱岗敬业，把为老年人提供优质服务作为第一要务 ② 敬老爱老，在操作过程中充分尊重老年人	20	
专业技能	① 操作规范，遵守操作流程 ② 思路清晰，动作熟练、连贯 ③ 在操作过程中注意保持良好的卫生习惯 ④ 在操作过程中具备安全意识，圆满完成任务	50	
应急处理	对任务实施过程中出现的意外情况，能迅速地进行分析并妥善处理	10	

项目自评

1. 填空题

（1）噎食是指食物堵塞咽喉部或卡在食管入口处，甚至误入____________。

（2）_______________是抢救呼吸道异物窒息患者的标准方法。

（3）____________是我国 65 岁及以上老年人受伤害死亡的首要原因。

（4）____________是指人体局部组织长时间受压后，由缺血、缺氧而致的组织破损、溃烂、坏死。

2. 单项选择题

（1）海姆立克急救法的施力方向是（　　）。

A. 向上、向内　　B. 向上、向外

C. 向下、向内　　D. 向下、向外

（2）对于意识不清的噎食老年人，急救者应将其呈（　　）放置后，再采取相应的急救措施。

A. 俯卧状　　B. 左侧卧状

C. 仰卧状　　D. 右侧卧状

（3）若老年人发生二度烫伤，护理员应在（　　）中褪去覆盖在烫伤部位的衣物。

A. 温水　　B. 75%的乙醇溶液

C. 生理盐水　　D. 凉水

（4）导致老年人跌倒的因素中，属于外在因素的是（　　）。

A. 地面湿滑　　B. 服用降压药

C. 患有老花眼　　D. 心情沮丧

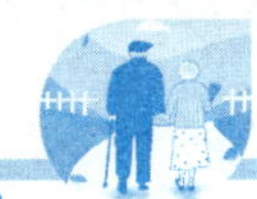

（5）关于老年人跌倒后的救护，下列做法中不正确的是（　　）。

A. 询问跌倒情况　　B. 帮助老年人止血

C. 重点检查受伤部位　　D. 立即扶起老年人

3. 简答题

（1）简述烫伤的预防措施。

（2）简述跌倒的预防措施。

（3）简述压疮的预防措施。

学习成果评价

请进行学习成果评价，并将评价结果填入表 9-8 中。

表 9-8　学习成果评价表

班级		组号		日期	
姓名		学号		主讲教师	
项目名称	老年人安全护理				
评价项目	评价内容			满分	评分
理论知识 40%	噎食的概念及表现			5	
	烫伤分级和预防措施			10	
	老年人跌倒的危害和导致老年人跌倒的因素			5	
	跌倒的预防措施			5	
	压疮分期及其临床表现			5	
	压疮发生的原因和预防措施			10	
实践技能 40%	能够评估老年人的噎食风险			5	
	能够使用海姆立克急救法救护噎食的老年人			5	
	能够救护烫伤的老年人			10	
	能够救护跌倒的老年人			10	
	能够护理 2 期压疮的老年人			10	

（续表）

评价项目	评价内容	满分	评分
综合素养 20%	具备良好的学习态度，能积极参与教学活动，主动学习、思考、讨论	5	
	树立服务第一的理念，以满足老年人的实际需求为出发点，为老年人提供真诚、细致、周到的服务	5	
	积极弘扬尊老敬老的中华民族传统美德，勇于承担爱老助老的社会责任	5	
	增强对养老护理行业的信心，自觉投身养老护理行业，努力成长为有理想、有责任、有担当的“青春养老人”	5	
合计		100	
自我评价			
教师评价			

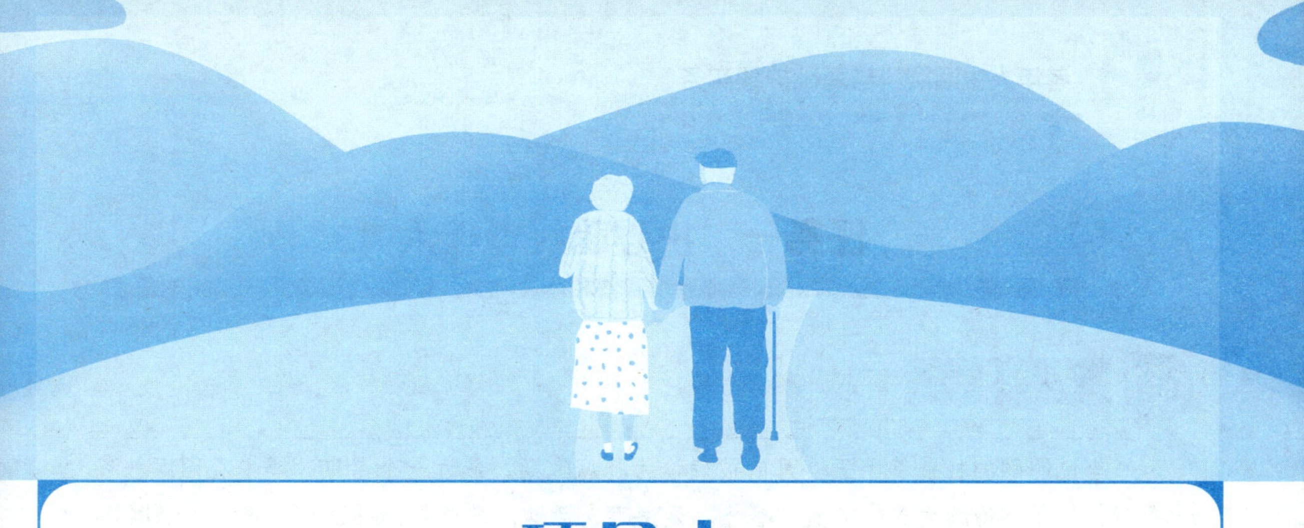

项目十
老年人安宁服务

项目引言

当老年人的疾病发展到终末期，医务人员认为专科治疗无效，或者老年人不再具备继续治疗的条件时，即可过渡到临终关怀阶段。护理员应了解临终关怀的相关知识，学会对临终老年人的生理和心理进行照护，帮助老年人舒适、安详、无痛苦、有尊严地离开人世，并在老年人离世后为其进行遗体护理与遗物整理，用温暖与爱照亮生命“最后的归途”。

知识目标

- 了解临终关怀的内容和意义。
- 掌握临终老年人的生理变化及照护措施。
- 熟悉临终老年人的心理变化及照护措施。
- 掌握为临终老年人提供心理支持的方法。
- 掌握遗体护理的操作流程。
- 熟悉遗物整理的流程和注意事项。

素质目标

- 树立正确的死亡观，尊重生命的价值。
- 具备同理心、爱心、耐心，能够主动给予临终老年人无微不至的关怀。

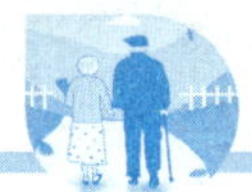

任务一　护理临终老年人

情景导入

李悦照顾的杜爷爷于三个月前被确诊为肺癌晚期。最近一个星期，李悦在照顾杜爷爷时，发现其持续发热、咯血、呕吐，无法下床活动，需要人协助进食、穿衣、如厕。

李悦将杜爷爷的情况反馈给值班医生，经医生评估，杜爷爷的生存期仅剩一个月左右，建议对其实施临终关怀。杜爷爷神志清楚，但全身症状明显，痛苦不已。杜爷爷的家属也非常难过，希望杜爷爷能无痛苦地走完生命的最后一程。

思考：

（1）什么是临终关怀？临终关怀有何意义？

（2）如果你是李悦，你会如何为杜爷爷提供护理服务？

一、临终关怀的内容和意义

临终关怀亦称“安宁疗护”“缓和疗护”等，是指向临终老年人及其家属提供的一种全面（包括生理、心理、社会等方面）的照料，目的是使临终老年人的生命得到尊重，症状得到控制，生命质量得到提高，使老年人能够无痛苦、安宁、舒适地走完人生最后的旅程，使其家属的身心健康得到维护。简言之，临终关怀不以延长生命为目的，而以减轻身体痛苦为宗旨，使患者优雅地活着，有尊严地离去。

（一）临终关怀的内容

临终关怀主要包括以下内容：

（1）减轻临终老年人的疼痛和其他不适症状。

（2）提高临终老年人的生活质量。

（3）帮助临终老年人及其家属正确认识生命和死亡。

（4）为临终老年人提供心理支持，与他们交流，倾听他们的内心想法，鼓励他们表达情感。

（5）满足临终老年人及其家属的其他需要，如丧亲咨询等。

（二）临终关怀的意义

无论是对临终老年人、家属还是社会来说，临终关怀都具有重要的意义。

（1）对临终老年人的意义：临终关怀既维护了临终老年人的生命尊严和人格尊严，又

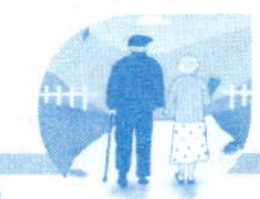

帮助其减轻了躯体和精神上的痛苦，提高了临终老年人的生活质量。

（2）对家属的意义：临终关怀不仅能够减轻临终老年人家属的照顾负担，而且能够减轻他们因丧失亲人所带来的精神痛苦，帮助他们尽快回归正常生活。

（3）对社会的意义：临终关怀符合人类对高生命质量的追求，维护了人的尊严，是人类文明进步的重要标志。

课堂互动

“临终关怀不是等待死亡，而是拥抱生命。”请谈谈你对这句话的理解。

二、临终老年人的生理变化及照护

（一）生理变化

当老年人接近死亡时，其生理变化与所患疾病有关，因此十分复杂。一般来说，临终老年人通常会出现以下生理变化：

（1）肌肉失去张力，出现吞咽困难、脸部外观改变（如双眼凹陷）、肢体软弱无力、大小便失禁等症状。

（2）呼吸功能减退，出现呼吸困难、呼吸频率变慢、呼吸变浅等症状。

（3）循环功能减退，出现心率变慢、血压下降、皮肤苍白等症状。

（4）胃肠蠕动减弱，出现食欲不振、恶心、呕吐等症状。

（5）感知觉改变，表现为视觉逐渐减退直至消失，听觉消失。一般来说，听觉是人体最后消失的感觉。

（6）意识改变，表现为嗜睡、意识模糊、昏迷等。

（二）照护措施

针对临终老年人的生理变化，护理员可采取以下照护措施：

（1）保持室内空气新鲜，定时通风换气；视情况帮助临终老年人吸氧，以缓解其呼吸困难的症状；通过拍背、吸痰等，保持其呼吸道的通畅。

（2）注意保持临终老年人的体温，必要时使用热水袋或加盖毛毯为其保暖；为老年人按摩四肢，促进肢体血液循环，以改善其肢体僵硬的症状。

（3）尽量满足临终老年人的饮食需求，并鼓励其多食用高蛋白、高热量、富含维生素且容易消化的食物。

（4）及时为临终老年人清除面部分泌物；当临终老年人的视觉消失后，应通过抚摸和柔和的语言与其保持联系，消除其恐惧心理。

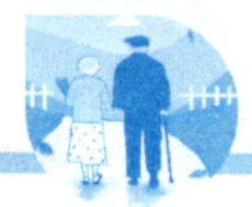

三、临终老年人的心理变化及照护

如何应对不同心理变化阶段的临终老年人

（一）心理变化及应对措施

临终老年人的心理变化通常会经历五个时期，依次为否认期、愤怒期、协议期、忧郁期和接受期。在不同的时期，护理员应采取相应的应对措施。

1．否认期

当临终老年人刚得知自己病重即将死亡时，他们往往不愿意接受事实，极力否认，企图逃避现实，整日心神不宁。这是机体的心理防御机制在起作用，通过否认的方式来暂时逃避现实，以获得进行自我调节的时间。

在这一时期，护理员应尊重临终老年人的反应，不要破坏其心理防御机制，但也不能欺骗临终老年人，应真诚、友好地与其沟通。此外，护理员还应与临终老年人的家属合作，使临终老年人逐步接受事实。

2．愤怒期

当临终老年人确认死亡来临是不可逃避的事实后，就会产生愤怒、暴躁等情绪。他们通常会产生“为什么得绝症的人偏偏是我而不是别人”“为什么我这么倒霉”等疑问，无法控制自己的情绪，变得暴躁易怒、不接受治疗或对治疗过程吹毛求疵，抱怨、斥责家属和医务人员，甚至对他们恶语相向。

在这一时期，护理员应在保护好自己人身安全的前提下，允许临终老年人以发怒、谩骂等形式来宣泄内心的愤怒、恐惧与焦虑情绪。同时，护理员还应积极地与临终老年人的家属沟通，鼓励家属给予临终老年人更多的理解与关爱。

3．协议期

临终老年人经过一段时间的心理调适后，心态由愤怒转为妥协，开始接受事实并积极配合治疗，并且会想方设法延长生命。这实际上是临终老年人企图延缓死亡的本能反应。

在这一时期，护理员应积极、主动地关心临终老年人，尽量满足其需求，使临终老年人积极配合治疗，减轻痛苦。

4．忧郁期

随着临终老年人的身体每况愈下，他们逐渐认识到治疗和护理对其疾病的改善无益，意识到死亡正在慢慢逼近。此时，临终老年人会产生强烈的失落感，出现悲伤、抑郁、沮丧等情绪。

在这一时期，护理员应经常陪伴在临终老年人身边，安慰、鼓励临终老年人，并允许其用哭泣、嘶吼等方式发泄自己的情绪。同时，护理员应密切观察临终老年人的情绪变化，预防意外事件的发生。

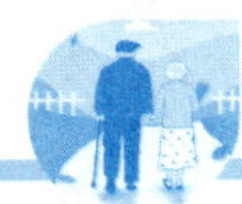

5. 接受期

在接受期，临终老年人的身体比较虚弱，常常处于疲倦、嗜睡或昏迷状态。这使得他们不得不接受死亡即将到来的事实，他们不再因疾病和死亡而焦虑、恐惧，而是从容、平静地做好了迎接死亡的准备。

此时，护理员应为老年人营造安静、舒适的环境，减少外界的打扰，使老年人安详、平静地离开。

值得注意的是，由于文化背景、思想观念、社会地位、疾病情况、年龄、性格等的不同，临终老年人不一定会完整地经历以上五个时期，且不同临终老年人经历这五个时期的顺序也不尽相同，甚至有的临终老年人会停留在其中某一时期，直到生命结束。

（二）心理支持的方法

为了减轻临终老年人在精神方面的痛苦，护理员可使用倾听、延长护理时间、语言关怀和肢体抚慰等方法为其提供心理支持。

（1）倾听。护理员应认真倾听临终老年人说话，理解老年人想要表达的内容，并做出恰当的回应。

（2）延长护理时间。护理员应适当延长对临终老年人的护理时间，使其感受到被重视、被关爱，减少其对死亡的恐惧与不安。

（3）语言关怀。护理员应尽量用鼓励与支持的语言来减轻临终老年人的心理压力，纾解其消极情绪。

小贴士

护理员可使用如下语言来安慰、鼓励临终老年人：

① 您不是孤单的，我们一直在您身边。

② 您的家人朋友都非常爱您，他们都以您为荣。

③ 您的生命非常有价值，谢谢您给我们带来了许多美好的回忆。

④ 我们已经为您安排了最好的医疗护理服务，我们会尽力缓解您的痛苦。

⑤ 您已经做了所有能做的事情，现在是时候让自己放下，让身体休息了。

⑥ 我们知道您现在很疲惫，但是请不要担心，您的痛苦将会慢慢地减轻。请放心地休息，让我们来照顾您。

（4）肢体抚慰。护理员可以通过握住临终老年人的双手（图 10-1）或抚摸老年人的肩膀等，来表达对老年人的关心。

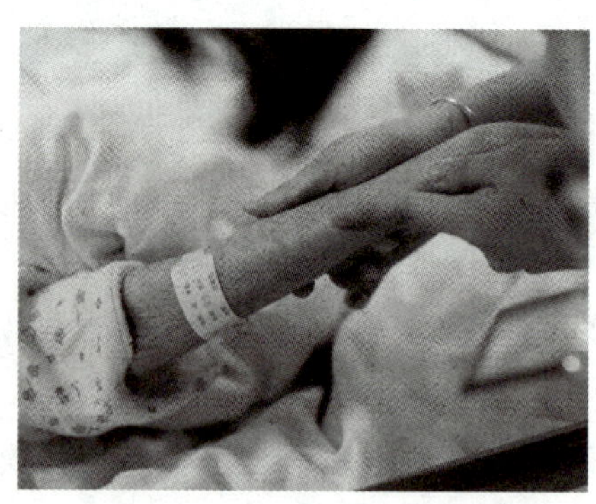

图 10-1 握住临终老年人的双手

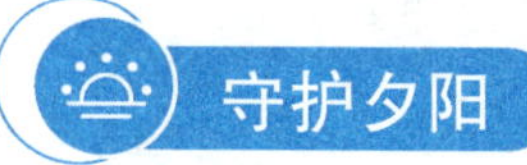

守护夕阳

为临终老年人送去温暖关怀

2021 年 9 月，在湖南省第三届养老护理职业技能竞赛上，来自长沙市第一社会福利院的“95”后养老护理员小张获得一等奖。

2017 年，小张毕业后，进入长沙市第一社会福利院康复科工作，2019 年，她被调到安宁疗护中心。在安宁疗护中心，护理员需要面对的情况复杂，工作挑战性大。小张没有退缩，一点点地克服困难。

刘爷爷是小张到安宁疗护中心后最早接触的一位老人，他身患多种并发症，性格孤僻，不太喜欢与人交流。小张并没有因为刘爷爷的抵触而退缩。她细心照顾刘爷爷，按时给他洗澡、理发、剪指甲、换床单被罩。有时刘爷爷不配合治疗、闹脾气，甚至向小张吐口水，但小张依然不急不躁，耐心哄着刘爷爷。

细心的小张注意到，刘爷爷喜欢喝牛奶。于是，她在刘爷爷每次打完针后，将牛奶热好，喂给刘爷爷喝，以帮助他平复情绪。为了拉近和刘爷爷的距离，了解他的精神状态，小张每天都会坐在床边陪他，给他读报，和他聊家常。小张的热情和耐心感动了刘爷爷，刘爷爷渐渐接受了她的护理。

护理后期，刘爷爷的身体逐渐虚弱，每天必须通过药物、呼吸机维持生命，护理难度逐渐增大。在病情的影响下，刘爷爷会一直出汗，一天需要换四五次衣服。小张不厌其烦，每天都帮刘爷爷收拾得干干净净，尽量让他感觉舒适。急病人之所急，想家属之所想。小张是这样说的，也是这样做的。

蔡奶奶是一位肺腺癌晚期患者。刚入院时，家属要求护理员不要告诉蔡奶奶实际病情。然而，随着病情变化，蔡奶奶出现了明显的焦虑情绪。

了解情况后，小张立即叫来蔡奶奶的家属，分析讨论，寻找解决方法。她为蔡奶奶做了心理评估，对其家属进行心理疏导。在小张和同事的引导和陪同下，家属将病情如实告知了蔡奶奶。蔡奶奶坦然接受，最终无痛苦、有尊严地走完了人生的最后一程。

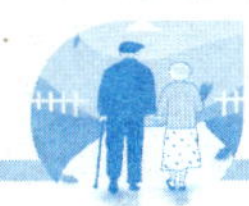

“虽然我不能延长老人的生命，但能陪伴他们走完人生旅途的最后一程，很有意义。”小张说，她今后会更加尽心尽力，以高度的责任心和良好的服务态度为临终老年人提供更加优质的服务。

资料来源：杨佳俊，《为临终老人送去温暖关怀》，《湖南日报》，2021 年 12 月 6 日

任务实施

护理临终的顾奶奶

【任务背景】

两年前，顾奶奶因下腹疼痛去医院就诊，经诊断，她患上了原发性卵巢绒癌，手术后出院并遵医嘱进行化疗。一周前，顾奶奶再次感觉下腹疼痛，经检查发现，癌细胞已转移至盆腔、肺部。医生告知顾奶奶家属，顾奶奶的生存期仅剩三个月左右，且继续化疗只会增加她的痛苦。为了让顾奶奶无痛苦地走完生命的最后旅程，家属决定放弃化疗，并将其送到了某养老机构的安宁疗护中心。

【实施流程】

（1）学生自由分组，每组两人。

（2）小组成员一人扮演顾奶奶，另一人扮演护理员，进行情景演练。演练内容为：护理临终的顾奶奶。

（3）以小组为单位，在课上进行演练，主讲教师点评，并填写如表 10-1 所示的任务实施评价表。

表 10-1　任务实施评价表

评分要点	具体要求	总分	得分
基本礼仪	① 衣着整洁，精神饱满 ② 谈吐文雅，举止得体	20	
职业道德	① 爱岗敬业，把为老年人提供优质服务作为第一要务 ② 敬老爱老，在操作过程中充分尊重老年人	20	
专业技能	① 操作规范，遵守操作流程 ② 思路清晰，动作熟练、连贯 ③ 在操作过程中注意保持良好的卫生习惯 ④ 在操作过程中具备安全意识，圆满完成任务	50	
应急处理	对任务实施过程中出现的意外情况，能迅速地进行分析并妥善处理	10	

任务二 遗体护理和遗物整理

情景导入

一个月后，杜爷爷在家人和李悦的陪伴下，平静离世。杜爷爷的儿子在悲伤之余，请求李悦为杜爷爷进行遗体护理，以使杜爷爷体面地离开世界。

思考：

李悦应如何为杜爷爷护理遗体？

一、遗体护理

完善的遗体护理服务不仅可以使逝者体面地、有尊严地离开世界，而且可以使家属得到心灵安慰。护理员应以严肃、认真的态度做好遗体护理工作。

（一）服务前

（1）准备水盆、毛巾、梳子、止血钳、无菌干棉球、干净衣物、大单等。

（2）护理员衣着整洁，洗净双手并消毒，戴好口罩和手套。

（二）服务中

（1）与逝者家属核对逝者姓名、床号等信息。

（2）征求逝者家属的意见，与家属共同或由护理员单独进行遗体护理。

（3）撤去各种治疗物品，如输液管、胃管等各种引流管。将床放平，使逝者仰卧。

（4）取出被芯，将被套盖于逝者身上。

（5）轻抚逝者的眼睑，闭合逝者的双眼。若不能闭合，可轻抬上眼睑，将浸湿的棉球置于眼睛穹窿部，使上眼睑下垂闭合。

（6）取水盆，并加入适量温水，蘸湿毛巾，将其拧至半干，擦洗逝者的面部。

（7）梳理逝者的头发。若是长发，梳理后可扎成辫子，使逝者的头发整齐、无打结。

（8）脱去逝者的衣物，按照上肢、胸部、腹部、背部、臀部、下肢的顺序擦拭遗体。

（9）用止血钳夹取无菌干棉球，填塞遗体的鼻孔、口、耳朵、阴道、肛门等孔道。

（10）为逝者穿上干净衣物。

（11）撤去被套，并将大单盖于遗体上。

（三）服务后

（1）携用品至洗漱间，倒掉水盆中的水，将水盆、毛巾清洗干净。

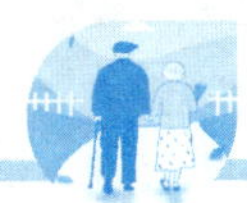

（2）将其他物品放回原处备用。

（3）洗净双手。

守护夕阳

贴心“好妹妹”摸黑洗净老人遗体

江阿姨是上海某社区长者照护之家的一名养老护理员。48岁的她，被照料的13名老人亲切地称为“好妹妹”。

江阿姨早年在电子厂工作，因工厂效益不佳下岗待业。偶然的机会，她进入长者照护之家，成为一名养老护理员。可第一次面对瘫痪在床、大小便失禁的老人时，刚入职的她并不适应。回忆起当时，江阿姨说：“只有尽快跟老人培养感情，才能把他们真正当成长辈呵护，原先那些又脏又累的工作就不再是问题了。”

除了为老人清洁身体，护理员经常还要面临突发情况，如老人的突然离世。多年的工作中，她印象最深的是2020年11月的一天深夜，她正像往常那样在院内巡视，突然发现她照料多年的一位老人脸色突变。她一边实施抚慰照料，一边立即给老人子女打电话，但老人最终还是离世了。当时，因老人子女路途遥远还未赶到，江阿姨便独自为老人梳理、擦拭，并为其换好干净衣物。为了不打扰其他老人休息，她轻手轻脚，流着泪近乎摸黑地完成了整个遗体的护理过程。事后回想，江阿姨坦言没有一丝害怕，有的只是不舍和难过。

江阿姨的细心、耐心和暖心，让老人们时常如沐春风。而对“好妹妹”这个称呼，江阿姨的回应朴实又简单：“我就是想把他们照顾好，让他们每天都像老小孩一样幸福，让他们的子女更放心。”

资料来源：王军，《她改进搀扶动作、摸黑洗净老人遗体 她是养护院里的贴心“好妹妹”》，《新民晚报》，2021年12月23日

二、遗物整理

（一）遗物整理的流程

护理员在完成遗体护理工作后，应及时整理逝者的遗物。遗物是连接生者与逝者的桥梁，护理员不可随意处理，必须按照一定的流程进行。

护理员整理遗物的流程如下：

（1）将遗物按照衣物类、书籍类、用品类等分类。

（2）一名护理员负责清点与口述遗物的名称和数量，另一名护理员负责填写老年人遗物登记表（表10-2）。

表 10-2 老年人遗物登记表

床号：503-2　　　　姓名：杜**

登记时间	物品名称	颜色	件数	清点者	登记者	家属
2023-07-18	外衣	蓝色	2	刘敏	章丽丽	杜涛
2023-07-18	衬衫	白色	3	刘敏	章丽丽	杜涛
2023-07-18	书籍	无	5	刘敏	章丽丽	杜涛
2023-07-18	水盆	蓝色	3	刘敏	章丽丽	杜涛
2023-07-18	戒指	黄金	1	刘敏	章丽丽	杜涛

（3）清点者与登记者共同核对遗物的名称和数量，确认无误后签字。

（4）将老年人遗物登记表交给家属，家属签字后可领取遗物。

（二）遗物整理的注意事项

护理员整理遗物时，有以下注意事项：

（1）最好在逝者家属在场的情况下整理遗物。

（2）若家属在场，逝者的贵重物品应直接交与家属保管；若家属不在场，则应暂时交与上级主管保管。

（3）若逝者因传染病离世，则逝者的贴身衣物和日常用品应按规定销毁；其他物品按照消毒要求进行处理后，交与逝者家属。

任务实施

为顾奶奶护理遗体、整理遗物

【任务背景】

顾奶奶入住安宁疗护中心三个多月后，一天晚上，护理员发现顾奶奶皮肤苍白、大量出汗，并出现呼吸间断等情况。护理员立即通知值班医生和家属，经医生全力抢救无效后，顾奶奶离开人世。

【实施流程】

（1）学生自由分组，每组两人。

（2）教师准备护理教学模型，小组成员练习为顾奶奶护理遗体、整理遗物的操作流程。

（3）以小组为单位，在课上进行演练，主讲教师点评，并填写如表 10-3 所示的任务实施评价表。

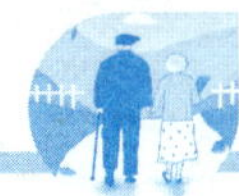

表 10-3 任务实施评价表

评分要点	具体要求	总分	得分
基本礼仪	① 衣着整洁，精神饱满 ② 谈吐文雅，举止得体	20	
职业道德	① 爱岗敬业，把为老年人提供优质服务作为第一要务 ② 敬老爱老，在操作过程中充分尊重老年人	20	
专业技能	① 操作规范，遵守操作流程 ② 思路清晰，动作熟练、连贯 ③ 在操作过程中注意保持良好的卫生习惯 ④ 在操作过程中具备安全意识，圆满完成任务	50	
应急处理	对任务实施过程中出现的意外情况，能迅速地进行分析并妥善处理	10	

项目自评

1. 填空题

（1）____________是指向临终老年人及其家属提供的一种全面（包括生理、心理、社会等方面）的照料。

（2）临终老年人的心理变化通常会经历五个时期，依次为否认期、愤怒期、_________、忧郁期和_________。

2. 单项选择题

（1）临终关怀的内容不包括（　　）。

A．尽量延长生命　　B．减轻疼痛　　C．死亡教育　　D．心理支持

（2）于奶奶患有胃癌，医生判断其生存期仅剩半年。随着病情的恶化，于奶奶经常独自一人坐在床上哭泣，不愿与家属和护理员沟通。此时于奶奶的心理变化属于（　　）。

A．否认期　　B．接受期　　C．愤怒期　　D．忧郁期

（3）临终老年人发怒时，护理员应（　　）。

A．紧急避让，以免自己受伤　　B．指导用药，减轻其痛苦

C．理解忍让，陪伴保护　　D．说服教育

（4）擦拭遗体的顺序是（　　）。

A．胸部、腹部、上肢、背部、臀部、下肢

B．上肢、胸部、腹部、背部、臀部、下肢

C．胸部、腹部、上肢、背部、下肢、臀部

D．上肢、胸部、腹部、背部、下肢、臀部

3. 简答题

（1）临终关怀有哪些意义？

（2）简述临终老年人的生理变化。

（3）简述为临终老年人提供心理支持的方法。

学习成果评价

请进行学习成果评价，并将评价结果填入表 10-4 中。

表 10-4　学习成果评价表

<table>
<tr><td>班级</td><td></td><td>组号</td><td></td><td>日期</td><td></td></tr>
<tr><td>姓名</td><td></td><td>学号</td><td></td><td>主讲教师</td><td></td></tr>
<tr><td>项目名称</td><td colspan="5">老年人安宁服务</td></tr>
<tr><td>评价项目</td><td colspan="3">评价内容</td><td>满分</td><td>评分</td></tr>
<tr><td rowspan="5">理论知识
40%</td><td colspan="3">临终关怀的内容和意义</td><td>5</td><td></td></tr>
<tr><td colspan="3">临终老年人的生理变化及照护</td><td>10</td><td></td></tr>
<tr><td colspan="3">临终老年人的心理变化及照护</td><td>10</td><td></td></tr>
<tr><td colspan="3">遗体护理的操作流程</td><td>10</td><td></td></tr>
<tr><td colspan="3">遗物整理的流程和注意事项</td><td>5</td><td></td></tr>
<tr><td rowspan="2">实践技能
40%</td><td colspan="3">能够从生理、心理两个方面为临终老年人提供照护</td><td>20</td><td></td></tr>
<tr><td colspan="3">能够为逝者护理遗体、整理遗物</td><td>20</td><td></td></tr>
<tr><td rowspan="4">综合素养
20%</td><td colspan="3">具备良好的学习态度，能积极参与教学活动，主动学习、思考、讨论</td><td>5</td><td></td></tr>
<tr><td colspan="3">树立服务第一的理念，以满足老年人的实际需求为出发点，为老年人提供真诚、细致、周到的服务</td><td>5</td><td></td></tr>
<tr><td colspan="3">积极弘扬尊老敬老的中华民族传统美德，勇于承担爱老助老的社会责任</td><td>5</td><td></td></tr>
<tr><td colspan="3">增强对养老护理行业的信心，自觉投身养老护理行业，努力成长为有理想、有责任、有担当的“青春养老人”</td><td>5</td><td></td></tr>
<tr><td colspan="4">合计</td><td>100</td><td></td></tr>
<tr><td>自我评价</td><td colspan="5"></td></tr>
<tr><td>教师评价</td><td colspan="5"></td></tr>
</table>

参考文献

［1］许晓惠，杜庆．老年人生活照料实用技能［M］．北京：中国劳动社会保障出版社，2018．

［2］张晓丽．老年人生活照料［M］．北京：北京理工大学出版社，2021．

［3］人力资源社会保障部教材办公室．养老护理员：初级［M］．北京：中国劳动社会保障出版社，中国人事出版社，2020．

［4］人力资源社会保障部教材办公室．养老护理员：中级［M］．北京：中国劳动社会保障出版社，中国人事出版社，2020．

［5］王文焕．老年生活照料［M］．北京：中国人民大学出版社，2015．

［6］许清华，肖建英．老年人基础护理实用技能［M］．北京：中国劳动社会保障出版社，2018．

［7］许福子．老年人生活照料［M］．大连：大连理工大学出版社，2020．

［8］单奕．老年人生活照料［M］．北京：海洋出版社，2017．

［9］张小燕，刘军英．老年护理［M］．4 版．北京：人民卫生出版社，2022．

［10］杨蕾，夏凡林，王永萍．老年照护：上下册［M］．北京：北京理工大学出版社，2021．

［11］孙红梅，朱晓菊．老年照护技术［M］．北京：北京理工大学出版社，2021．

［12］余小平，林琳．老年照护常用技术［M］．北京：人民卫生出版社，2020．